A Psique do Corpo

Dados Internacionais de Catalogação na Publicação (CIP)
(Câmara Brasileira do Livro, SP, Brasil)

Ramos, Denise Gimenez
A psique do corpo: a dimensão simbólica da doença / Denise Gimenez Ramos. 6. ed. - São Paulo: Summus, 2018.

Bibliografia.
ISBN 978-85-323-0052-2

1. Medicina psicossomática. I. Título

05- 6322   CDD-616.08

Índice para catálogo sistemático:
1. Manifestações psicológicas de doenças:
   Medicina psicossomática 616.08
2. Medicina psicossomática 616.08

www.summus.com.br

Compre em lugar de fotocopiar.
Cada real que você dá por um livro recompensa seus autores
e os convida a produzir mais sobre o tema;
incentiva seus editores a encomendar, traduzir e publicar
outras obras sobre o assunto;
e paga aos livreiros por estocar e levar até você livros
para a sua informação e o seu entretenimento.
Cada real que você dá pela fotocópia não autorizada de um livro
financia o crime
e ajuda a matar a produção intelectual de seu país.

A Psique do Corpo
A dimensão simbólica da doença

Denise Gimenez Ramos

summus editorial

A PSIQUE DO CORPO
A dimensão simbólica da doença
Copyright © 1994, 2006 by Denise Gimenez Ramos
Direitos desta edição reservados por Summus Editorial

Assistência editorial: **Soraia Bini Cury**
Assistência de produção: **Claudia Agnelli**
Editoração e fotolitos: **Join Bureau**
Capa: **Neide Siqueira, sobre a pintura de Paulo Fernando Correa
"O homem cebola chora?"**

Summus Editorial
Departamento editorial:
Rua Itapicuru, 613 – 7º andar
05006-000 – São Paulo – SP
Fone: (11) 3872-3322
Fax: (11) 3872-7476
http://www.summus.com.br
e-mail: summus@summus.com.br

Atendimento ao consumidor:
Summus Editorial
Fone (11) 3865-9890

Vendas por atacado:
Fone (11) 3873-8638
Fax (11) 3873-7085
e-mail: vendas@summus.com.br

Impresso no Brasil

Em memória de MARIA DA PENHA GIMENEZ, NILO RAMOS e RENÉ VICTOR LIVIANO, que nos deixaram como grande mistério e com a vontade de acertar cada vez mais.

"Um funcionamento inadequado da psique pode causar tremendos prejuízos ao corpo, da mesma forma que, inversamente, um sofrimento corporal pode afetar a psique; pois a psique e o corpo não estão separados, mas são animados por uma mesma vida. Assim sendo, é rara a doença corporal que não revele complicações psíquicas, mesmo quando não seja psiquicamente causada."

(Jung, 1953, p. 194)

AGRADECIMENTOS

Foram tantos os mestres no decorrer desses anos que seria impossível citá-los aqui nominalmente. Entretanto, gostaria de ressaltar aqueles que mais diretamente atuaram na concepção deste livro: doutora Lúcia Bonilha Kohler e doutor Luiz Cláudio Figueiredo, os quais, com suas valiosas sugestões e orientações, estimularam este trabalho. Agradeço também à doutora Liliana Liviano Wahba pelas palavras de inspiração, pelas idéias e pelo apoio que somente uma amiga poderia dar.

Em especial, meu profundo agradecimento à doutora Mathilde Neder. Considero um privilégio ter como orientadora uma pioneira e mestra que, acima de tudo, com seu exemplo, valorizou cada passo e cada descoberta. Seu entusiasmo, afeto e esclarecimento estiveram presentes em todo o percurso.

Ao doutor Paul Brutsche e à Susan Bach Foundation pela bolsa que permitiu traduzir este livro para o inglês. A Andrew Samuels por sua amizade e seu incentivo na publicação internacional (Brunner-Routledge, 2004).

Aos meus pacientes, minha gratidão pela confiança depositada, à qual espero fazer jus e respeitar com humildade. Aos meus alunos, que com suas perguntas intrigantes me fizeram repensar o que eu já dava como certo. A Pericles Pinheiro Machado, por sua assistência inestimável na revisão das últimas pesquisas e dados. A Lincoln Berkley, pela ajuda com a informática, e Robin Geld, pela tradução dos textos publicados em inglês.

E, mais uma vez, aos meus pais e amigos, pela paciência na ausência e pelo conforto no cansaço.

E finalmente à Viviane, que, do alto de seus 8 anos, ao ver a mãe submersa numa pilha de papéis por ocasião do meu doutoramento, mandou o seguinte bilhete:

Uma paixão apenas.
A ciência da tese é mostrar que uma pessoa
pode transformar uma coisa em outra coisa,
porém...

Na época, ela disse que não sabia como terminar o poema. E agora, doze anos depois, devo confessar que o aumento da complexidade de nosso conhecimento convenceu-me de que realmente não há um fim para essas questões fascinantes.

ÍNDICE

Introdução 13

1 Alguns modelos e conceitos sobre a doença e o processo de cura 19

O modelo primitivo 20

O modelo grego 24

O modelo cartesiano 27

O modelo romântico 29

O modelo biomédico 31

Reducionismo, determinismo e universalismo 31

O conceito de psicossomática 34

O modelo holístico 45

Indeterminabilidade, relativismo e pluralismo 45

2 O modelo analítico 51

Os experimentos de psicofisiologia 51

A teoria dos complexos 54

A formação do símbolo 55

O desenvolvimento do processo simbólico 58

O símbolo como o terceiro fator no fenômeno psique–corpo 65

A função transcendente e a teoria da transdução 69

Sincronicidade 72

A abordagem finalista e o mecanismo de compensação 73

3 A doença como expressão simbólica: uma nova proposta .. 75

4 Análise crítica de pesquisas em psicossomática 81
   Doenças cardiovasculares e fatores psicológicos 83
      Hostilidade e raiva 84
      Depressão e ansiedade 88
      Apoio social 89
   Artrite reumatóide e fatores psicológicos 91
      Padrões de comportamento obsessivo 92
      Estresse 94
   Câncer e fatores psicológicos 96
      Repressão emocional 97
      Eventos traumáticos e estresse 101
      Depressão 105
   Conclusão 108

5 O modelo analítico nas doenças orgânicas 111
   O homem-granada: quando o coração explode
   (infarto do miocárdio) 111
      Histórico 112
      Primeiras observações clínicas 113
      Desenvolvimento do processo analítico 113
      Símbolo central do processo 120
   A estóica: quando as articulações inflamam
   (artrite reumatóide) 121
      Histórico 121
      Primeiras observações clínicas 122
      Desenvolvimento do processo analítico 122
      Símbolo central do processo 133
   A resignada: quando as células se revoltam (câncer) 134
      Histórico 135
      Primeiras observações clínicas 135
      Desenvolvimento do processo analítico 136
      Sonhos 140
      Símbolos centrais do processo 160

6 O corpo simbólico: breves relatos clínicos **165**

O reprimido: quando a pele entra em erupção
(acne rosácea) 166
Símbolo central do processo 169
A constipada: quando nada é expelido (fecaloma) 170
Símbolo central do processo 172
As mãos geladas: quando nadamos sob o gelo
(Síndrome de Raynaud) 173
Dor nas costas 174
Síndrome de Raynaud 175
Símbolo central do processo 176
A princesa intocável: quando o instinto sexual
ataca (doença inflamatória pélvica) 177
Símbolo central do processo 180
A culpada: quando a cabeça é torturada (enxaqueca) 181
Símbolo central do processo 183
O ninho sujo: quando o incesto é recordado
(aborto espontâneo) 184
Símbolo central do processo 186

Conclusões 189

Notas 198

Apêndice – Estudos sobre o placebo 201

Pequeno glossário técnico 208

Bibliografia 209

Índice remissivo 228

INTRODUÇÃO

Acomete-nos a dúvida se, no final das contas, toda esta separação entre alma e corpo nada mais seja do que mero expediente da razão para que percebamos os dois lados da mesma realidade, uma separação – conceitualmente necessária – de um só e mesmo fato em dois aspectos aos quais atribuímos indevidamente até mesmo uma existência autônoma.

(Jung, 1972, p. 619)

Recentemente, recebo com surpresa um telefonema de uma UTI. Com voz aflita, um paciente me pergunta: "Como você pôde adivinhar que eu ia enfartar se todos os exames clínicos estavam normais? Meu médico mesmo afirmou que eu estava ótimo e, dois meses depois, enfarto!"

Como não era o momento para grandes explicações, conversamos sobre o acontecido e marcamos minha visita ao hospital. Mas fiquei pensando em como explicar ao paciente que eu não havia adivinhado o que poderia lhe acontecer e que meu pedido de cautela não estava baseado em intuição, mas em um modelo teórico sustentado por pesquisas científicas que me permitiam prever com certa margem de segurança a probabilidade da ocorrência de um evento desse tipo.

Este exemplo, dentre tantos outros da prática clínica e do cotidiano, expõe com clareza a obtusidade que ainda prevalece em um número considerável de profissionais da área da saúde. Embora esse paciente já se queixasse de dores amorosas e "cardíacas" há algum tempo, estas, por não serem detectadas pela mais moderna e sofisticada tecnologia, foram menosprezadas pelo seu cardiologista. Entretanto, seus sonhos, seus complexos e seu jeito apressado, que deixava transparecer uma raiva contida e uma atitude hostil com todos os que não obedecessem de imediato às suas ordens, eram fatores visíveis de risco cardíaco. Não tendo respaldo médico, o paciente abandonou a análise, acreditando que suas aflições "não eram nada, apenas estresse", "nada que um pouco de férias não resolvesse" (palavras do médico). Nota: o paciente enfartou na praia em seu segundo dia de férias.

O que aconteceu, pergunta-me ele? Aconteceu a tradicional cisão entre o corpo vivido, subjetivo, e o corpo da biologia, das aulas de anatomia e fisiologia. O paciente foi vítima da divisão cartesiana corpo–espírito–psique. Por pouco não morreu "disso".

Inconscientes, perpetuamos uma visão em que as descrições detalhadas e minuciosas vindas de dissecações ou de estudos fisiológicos prevalecem sobre a percepção dos sentimentos e das sensações subjetivas e simbólicas do corpo.

Podemos avaliar essa discrepância entre o corpo descrito e o corpo vivido como um dos elementos centrais da dificuldade de elaborarmos uma linguagem comum entre a medicina e a psicologia. Há tantos anos dissociadas, essas duas áreas do conhecimento sofrem preconceitos mútuos que só resultam em atrasos para ambas. Até mesmo a psicossomática – filha mais jovem desse casamento – sofre da mesma neurose, na medida em que tenta reduzir as patologias a uma casuística psicológica, replicando o método redutivista e biomédico.

Assim, frustrada com a pobreza teórica e metodológica das pesquisas que tentavam estabelecer uma relação entre os fenômenos psicológicos e fisiológicos, defendi, em 1993, minha tese de doutorado, no intuito de estabelecer um campo teórico-científico mais amplo e consistente para os profissionais da área.

A PSIQUE DO CORPO 15

Nessa época, a palavra "psicossomática" já havia sido execrada por um bom número de cientistas porque remetia a um psicologismo dos anos de 1970 que acabou responsabilizando o paciente por suas dores e sofrimentos. Nesse sentido, além da preocupação com sua doença, o paciente era também considerado culpado por ter ficado triste, por não ter elaborado adequadamente seu luto, por apresentar determinados traços de personalidade ou por ser um depressivo crônico. Por outro lado, a eficácia da cirurgia e dos medicamentos assinalava um forte contraste com noções psicológicas abstratas, tais como "desejo de morte" e "falta de entusiasmo com a vida", entre outras. As teorias psicológicas também pouco colaboravam para a compreensão desses fenômenos, pois permaneciam em um nível superficial, comportamental, ou reduziam psicodinamicamente os fenômenos relacionando-os a causas traumáticas infantis, com poucos recursos terapêuticos eficientes.

O reflexo dessa dissociação encontra-se presente nas mais variadas circunstâncias de nossa vida. A começar pelas duas escolas – medicina e psicologia – que disputam o ser humano, ficando cada uma com sua verdade e sua metade e, pior ainda, achando que sua metade é a totalidade. Entre as várias conseqüências, essa inflação pretensiosa tem provocado um considerável atraso científico e uma posição unilateral tanto na ciência como na consciência.

Por outro lado, o paciente, aflito por seus sintomas, divide-se em pedacinhos, revelando cada um deles a diferentes profissionais, que freqüentemente reforçam sua "esquizofrenização", quando não a provocam. Médicos e pacientes, insertos no contexto de sua cultura, têm pouca consciência desse processo e consideram absolutamente corretos os diferentes encaminhamentos. Ao psicólogo são enviados, em geral, os casos em que as "causas orgânicas" foram excluídas. A ele cabem normalmente os pacientes que têm "distúrbios emocionais", o que não deixa de ser mais um reforço da "esquizofrenia" disseminada em nossos meios profissionais.

A recente criação de termos como "psicocardiologia", "psiconcologia", "psiconeuroimunologia" e "psiconeuroendocrinologia", entre outros, feita com o objetivo de evitar a palavra "psicossomática", embora sirva para delimitar uma área de estudo continua refletindo a dicotomia psique–corpo e se contrapõe à moderna visão sistêmica. A inter-relação dos vários sistemas físico-psíquicos não mais permite que se fale de psicocardiologia sem que se levem em conta os processos psicoendocrinológicos, por exemplo.

Podemos compreender essa situação como fruto de uma evolução. Somos determinados pelos mitos e crenças de nossa era; portanto, a compreensão destes é imprescindível para conhecermos melhor o que tem definido nossa atitude diante da saúde e da doença, conforme será apontado no Capítulo 2.

Atualmente presenciamos um grande avanço na área das neurociências: uma fonte promissora para a compreensão das relações entre sistema nervoso, cérebro e mente. Ao mesmo tempo, acumula-se na psicologia um grande conjunto de experimentos que, embora bastante polêmicos, comprovam a influência de variáveis psicossociais na origem e no desenvolvimento das doenças chamadas orgânicas. (Uso aqui a delimitação "orgânica" por falta de melhor terminologia, pois considero que todas as doenças são psicorgânicas, ou psicossomáticas no sentido mais puro.)

Entretanto, o desenvolvimento desses estudos tem sido puramente empírico, com pouca ou nenhuma teoria que os substancie (Capítulo 5). Em sua grande maioria, esses estudos comprovam a atuação psíquica tanto sobre a origem quanto sobre o tratamento dos sintomas orgânicos. Mas, na falta de um corpo teórico que leve em conta a profundidade dos fenômenos

A PSIQUE DO CORPO   17

psicossomáticos, torna-se muito difícil interpretar os resultados, que ficam limitados às variáveis pesquisadas.

As teorias psicológicas em geral, quando aplicadas a essa área, têm empregado predominantemente uma metodologia clássica, determinista e mecanicista, que já não condiz com os novos modelos científicos de caráter sistêmico. E, pior, não possibilitam a compreensão de um fenômeno que escapa das lentes estreitas que essa metodologia impõe. É imprescindível que se desenvolva um corpo teórico coerente, que abranja com maior amplitude a grandeza de um tema tão complexo quanto a questão do fenômeno psique–corpo, na saúde ou na doença. Encontramos na psicologia analítica subsídios para essa proposta, e é com essa questão em mente que este livro foi escrito (Capítulos 3 e 4).[1]

A presente edição deste livro, publicada em inglês[2] em 2004, é uma atualização do texto original de 1994. Foi escrita originalmente para estudantes e profissionais da área de saúde – muitos dos quais não estão familiarizados com a terminologia junguiana – com o objetivo de desenvolver um modelo teórico de psicologia, embasado em parâmetros científicos modernos, que pudesse ser utilizado na compreensão e no tratamento das assim chamadas doenças orgânicas.

Durante os dez anos que seguiram à primeira edição, várias pesquisas deram continuidade à obra, muitas delas conduzidas por alunos do Programa de Pós-graduação em Psicologia Clínica da PUC-SP.* O modelo desenvolvido tem sido utilizado também por psicólogos e médicos em atendimento hospitalar e pode ser

---

* Dois desses trabalhos foram publicados:
FERREIRA, Maria Lúcia. *O pêndulo de cristal*. Aparecida: Idéias e Letras, 2004.
SERINO, Susana A. L. *Diagnóstico compreensivo simbólico*. São Paulo: Escuta, 2001.

considerado uma referência bastante promissora na investigação das doenças, especialmente as cardiovasculares e imunológicas. Mais recentemente, esse modelo de investigação também foi aplicado com excelentes resultados no estudo de pessoas com diferentes quadros clínicos ou sintomas orgânicos que não configuram doenças específicas.

No Capítulo 5 examinaremos três casos de doenças com sintomas orgânicos em psicoterapia. Em seguida, relataremos brevemente alguns outros casos clínicos a título ilustrativo (Capítulo 6). Os objetivos da apresentação de casos clínicos são compreendê-los à luz do modelo analítico desenvolvido, compará-los aos dados levantados em pesquisas de outros cientistas e, utilizando o modelo analítico e suas técnicas psicoterapêuticas, observar as mudanças ocorridas nos sintomas orgânicos dos pacientes.

Veremos que o uso do modelo analítico em pacientes com sintomas orgânicos leva a uma melhora no seu quadro de saúde geral. Mesmo quando não ocorre melhora orgânica, devido ao caráter irreversível da patologia, o estudo evidencia que o paciente, ao compreender seu processo individual e atribuir-lhe um significado simbólico, sente-se aliviado e apresenta mudanças favoráveis tanto em seu estado de humor como em sua capacidade de resiliência.

1

ALGUNS MODELOS E CONCEITOS SOBRE A DOENÇA E O PROCESSO DE CURA

O paradigma emergente chama à superfície de nossa consciência, de maneira científica e mais detalhada, aquilo que nós, nossos pais e nossos antepassados soubemos desde sempre.
(Laszlo, 1993, p. 223)

Muitos são os mitos e modelos que determinam hoje nossa forma de ver a saúde e a doença e de lidar com elas. Eles têm uma história. Originam-se com o surgimento do homem e se desenvolvem segundo a evolução de sua consciência. Estão presentes simultânea e paradoxalmente.

O homem da era da informática apela para os deuses no momento da dor em busca do significado de seu sofrimento. Por mais desenvolvida que esteja a sociedade, o mistério da vida e da morte permanece. Razão e fé, conceitos científicos e religiosos misturam-se no homem moderno que busca seu sentido e determinam sua atitude diante da saúde e da doença.

Os mitos moldam nossa percepção do mundo e dos fenômenos que nos propomos estudar. Foram criados durante a busca do significado da vida e, por meio deles, passamos a ter uma compreensão mais racional do mundo que nos cerca. Segundo o grande cientista Joseph Campbell (1990, p. 6), "[...] mitos são metáforas da potencialidade espiritual do ser humano. Eles nos relacionam com a natureza e com o mundo natural".

20   DENISE GIMENEZ RAMOS

A prática da ciência da cura reflete sempre a moral, a ética, os mitos e o nível de desenvolvimento psicológico da cultura em que se insere. Nas próximas páginas discorreremos brevemente sobre alguns desses mitos e modelos, principalmente aqueles que se encontram presentes ainda hoje.

Para termos uma apreensão mais abrangente do tema, podemos observar, do ponto de vista psicológico, o desenvolvimento da compreensão dos processos de doença e cura como exemplo do processo coletivo de individuação, tal como descrito por C. G. Jung. Isso nos possibilitará uma metanálise e um entendimento mais completo dos modelos que determinam nossas atitudes clínicas e de pesquisa.

Segundo o modelo analítico, em sua gênese o ego encontra-se imerso na totalidade do *Self*: não há ainda discriminação entre eu e não-eu. O estado pré-egóico é o estado paradisíaco, unitário, não-dividido. O surgimento da consciência vem da ruptura dessa totalidade indiscriminada. Lentamente, certos conteúdos do inconsciente separam-se e formam a consciência, um processo que foi descrito por Fordham (1957) como *deintegração*. O que era um todo, *uno*, passa a ser muitos. As estruturas psíquicas originais precisam ser constantemente rompidas, cindidas, para que sejam integradas na consciência. Veremos que os modelos científicos sofrem coletivamente o mesmo processo e que neste século que se inicia, após inúmeras deintegrações, estamos chegando a um momento em que uma nova mandala se completa, fechando um longo circuito de interdisciplinaridades.

O modelo primitivo

Observamos que a unidade original encontra-se muito mais preservada na criança e no homem primitivo que no homem moderno. Neste, a superimposição de estruturas conscientes agregadas ao redor do ego fez que se afastasse de sua origem, de seu *Self*.

O homem primitivo era subjugado pelo poder das forças da natureza, as quais sua mente não era capaz de entender. Dessa forma, igualou-as aos poderes divinos, resolvendo temporariamente sua angústia diante do imprevisível. A matéria tinha vida e os acentos naturais eram personalizados. Homem e natureza eram *Um*.

Jung, servindo-se da designação usada por Levy-Bruhl, denominou esse processo de "participação mística", o qual "denota um tipo de ligação psicológica com o objeto, de modo que o sujeito não pode dele se distinguir". Essa identidade é o resultado da unidade apriorística entre sujeito e objeto, entre ego e *Self* (Jung, 1971, p. 781). Encontramos essa unidade original como fonte da vida e da consciência nos mais diferentes mitos de criação e de eventos cósmicos. A realidade que explicava a vida era invisível e não-material. Um "espírito de totalidade" integrava todos os elementos da existência.

Se para os primitivos a vida tinha de ser vivida de acordo com a ordem natural do espírito, era uma conseqüência natural que seu procedimento terapêutico tivesse o mesmo enfoque (Mauceri, 1986).

A qualidade de observar a natureza como transcendente é encontrada na maioria das religiões arcaicas e levou ao desenvolvimento de uma medicina em que o respeito pelo espiritual e pela busca de um significado maior para a doença e a saúde era essencial. O curador era o mediador entre as forças cósmicas e o doente, e era valorizado porque se acreditava que ele era uma extensão da relação do primitivo com o cosmo.

O xamã era o especialista que mediava essa ordem para o doente. Os mitos eram transmitidos pela palavra e materializados nos totens e nas imagens. O xamã como mediador tinha, pois, a função de contatar as forças espirituais. A cura nunca lhe era atribuída. Seu *status* era mantido por meio de sua habilidade de provocar o êxtase. Ele ouvia a história do paciente não em busca do sintoma, mas para descobrir qual tinha sido o erro do doente. A doença era sempre a conseqüência da violação de um tabu ou de uma ofensa aos deuses. A cura estava no restabelecimento da ligação do homem com o divino por intermédio de arrependimento e sacrifício. Essa idéia aparece também na Bíblia, em que poderíamos considerar Miriam o primeiro exemplo registrado de doença punitiva na cultura judaico-cristã. Ao criticar seu irmão Moisés por ter se casado com uma mulher etíope (de pele negra), Miriam fica com "a pele doente e branca como a neve" (a lepra), e sua cura ocorre somente após sete dias de arrependimento e sacrifício (Números, 12: 1-15).

Rituais dos mais diferentes tipos, oferendas para aplacar a ira divina e técnicas de sacrifício foram desenvolvidos. Um bom exemplo é o dos índios tucano da Amazônia. Em sua cultura, a doença é chamada de *doré*, um termo derivado de *doréri*, que significa enviado, mandado. A doença entre esses índios é interpretada como um produto enviado por um agente sobrenatural como forma de punição àqueles que desobedeceram às normas morais da tribo. Por outro lado, *doréri* também significa "transformar-se em alguma coisa por meio da imaginação", e, nesse sentido, doença e transformação são conceitos interligados. Aqui, a doença pode ter muitas causas (diferentes transgressões), mas tem sempre uma finalidade: a transformação. O agente sobrenatural que enviou a doença, geralmente sob a forma de um animal, deve ser descoberto e transformado, assim como o doente também é transformado ao interagir com esse animal, em sua imaginação, até conseguir dominá-lo. A função do pajé é intermediar essa des-

A PSIQUE DO CORPO   23

coberta por meio da invocação dos poderes invisíveis e fortalecer o organismo do doente com infusões e bebidas (Reichel-Dolmatoff, 1971).

Assim, como o curador primitivo era também um conhecedor das propriedades medicinais das ervas, da música e da terapia verbal (a palavra tinha grande poder numa cultura não-letrada), ele respondia a duas necessidades básicas do homem: busca espiritual e saúde.

Todas as civilizações que se sucederam à sociedade primitiva deram continuidade a essa linha de pensamento. As civilizações hindu, egípcia, chinesa, babilônica, caldéia, persa e grega antiga construíram mitos cosmogônicos semelhantes e tiveram a astronomia e a arte da cura como ciências básicas. Em todas essas culturas percebemos a interligação entre a habilidade empírica e a crença espiritual (Solié, 1976).

A figura do curador-médico-sacerdote preenchia a necessidade física e espiritual do paciente, de modo a conservar a harmonia entre sua psique e a natureza. De certo modo, o xamã foi o precursor do uso de técnicas de transe, psicodrama, análise de sonhos, sugestão e imaginação. Enquanto o xamã relembrava ao paciente os valores de sua cultura por meio do mito coletivo, o psicoterapeuta moderno procura no passado inconsciente do paciente seu mito pessoal.

Uma das grandes diferenças entre o homem primitivo e o moderno talvez seja exatamente esse personalismo excessivo. Numa era de racionalismo e conhecimentos técnicos, o homem pode dissociar-se dos valores religiosos e da natureza. A necessidade religiosa ficou dissociada da cultura. O homem moderno passou a acreditar que, por intermédio da ciência e da tecnologia, poderia dominar a natureza e que, portanto, a necessidade do espiritual, do significado, seria irrelevante. Esse tem sido um dos mitos de nossa era, herdado da medicina – a ciência mais importante e talvez a mais desenvolvida pelos gregos.

O modelo grego

Os médicos gregos foram os primeiros a separar a categoria espiritual da material e a desenvolver uma abordagem científica tal como hoje a conhecemos: observação, análise, dedução e síntese.

A separação do estudo do ser e das qualidades da vida espiritual foi um requisito necessário para que os filósofos gregos compreendessem o fenômeno natural. Entretanto, a idéia de um princípio controlador no cosmo permaneceu indispensável como a primeira realidade na cosmologia. O princípio do *noûs*, a inteligência diretora descrita pelo filósofo Anaxágoras, era considerado a força criadora que diferenciava o mundo material de sua atividade ordenadora. Embora o *noûs* não se igualasse à representação do Deus antropomórfico, esse princípio aproximava-se da noção de um demiurgo, um criador divino. Para os médicos gregos, o mundo e o cosmo eram passíveis de ser conhecidos e a ordem prevalecia na multiplicidade das coisas e na unidade da diversidade mutável.

Era comum no mundo antigo o uso da música e de palavras de encantamento nos processos de cura. Todos reconheciam o poder curador (mágico) das palavras e as usavam para expelir os *daimons*, os espíritos malévolos da doença. A harmonia interna podia ser obtida por meio de música, dietas, compreensão dos sonhos e meditação, eventos que levavam à estabilidade e à união entre psique e soma.

Platão, uma das figuras mais importantes para o pensamento ocidental, reconhecia na metade do século IV a.C. o papel primário da medicina entre os gregos e freqüentemente fazia alusões aos métodos dos médicos em seus *Diálogos*. Se em *Fédon* ele afirma que a medicina deve ser um objeto do homem total e que a cura deve se dirigir à alma, em *Cármides ou temperança* Sócrates deixa essas idéias ainda mais claras ao discutir com Crítias:

> [...] assim como não é possível tentar a cura dos olhos sem a da cabeça, nem a da cabeça sem a do corpo, do mesmo modo não é possível tratar do corpo sem cuidar da alma, sendo essa a causa de desafiarem muitas doenças o tratamento dos médicos helenos, por desconhecerem estes o conjunto que importa ser tratado, pois não pode ir bem a parte quando vai mal o todo. É da alma que saem todos os males e todos os bens do corpo e do homem em geral, influindo ela sobre o corpo como a cabeça sobre os olhos. É aquela, por conseguinte, que antes de tudo precisamos tratar com muito carinho, se quisermos que a cabeça e todo o corpo fiquem em bom estado. As almas, meu caro, são tratadas com certas fórmulas da magia: essas fórmulas são os belos argumentos. Tais argumentos geram na alma a *sofrosine* ou temperança e, uma vez presente a temperança, é muito fácil promover a saúde da cabeça e de todo o corpo. O grande erro de nossos dias no tratamento do corpo humano é que o médico separa a alma do corpo. (Platão, 380 a.C.)

Fica clara a importância que Platão atribuiu ao valor noético da palavra e à receptividade desta pelo paciente. Em outro texto, seus *insights* quanto à noção de placebo são marcantes. Podemos dizer que a psicoterapia tradicional se liga a Platão pela ênfase que ele deu à palavra no processo de cura.

No mesmo período, mais de 200 templos de incubação dedicados ao deus Esculápio espalharam-se pela Grécia, Itália e Turquia. Eles eram, sem dúvida, os precursores dos modernos centros de tratamento holístico. Nesses centros predominava uma visão global de homem e o tratamento era realizado com banhos especiais, ervas medicinais, arte teatral, sono e interpretação de sonhos. Tudo isso num ambiente belo e agradável (Solié, 1976).

No século V a.C. surge Hipócrates de Cós – filho de uma família de médicos, cujos membros pertenciam ao círculo de Esculápio havia muitas gerações –, que hoje é considerado o pai da medicina. Com suas observações e deduções, Hipócrates deu início à medicina moderna. No entanto, o uso da palavra teve uma importância menor em sua terapêutica. A atitude racional e a terapia orientada pela causalidade, com seus novos métodos de observação e tratamento, substituíram o valor da palavra.

Os partidários da doutrina de Hipócrates consideravam o cérebro um recipiente do *phlégma*, uma mistura redundante que era liberada para aliviar o corpo do calor extra. O coração era considerado a sede da alma. E, para Hipócrates, "a raiva contraía o coração, e aumentava o calor e levava os fluidos para a cabeça; enquanto uma mente tranqüila, a eutimia, expandia o coração" (Simms, 1980).

Se tomarmos essas observações não no sentido concreto, fisiológico, mas no sentido simbólico, perceberemos quanto são corretas. São expressões dos sentimentos e das sensações do ponto de vista do sujeito que sente alterações cardíacas. Entretanto, a depreciação do modo verbal limitou a possibilidade de uma correta orientação entre psique e soma – a base da psicossomática.

A ciência grega deu início aos tipos de métodos que se tornariam procedimentos-padrão na medicina e na psicologia até nossa era. Porém, com uma grande diferença: a finalidade maior era a busca do conhecimento da natureza, e não o desejo de dominá-la ou modificá-la.

A PSIQUE DO CORPO   27

Muitos séculos nos separam dessa posição. Foi necessário para o desenvolvimento que o homem compartimentasse o conhecimento, separando religião, filosofia e ciência umas das outras – tendência essa que se acentuou através das eras até que, no século XVII, torna-se explícita com René Descartes, que faz uma nítida distinção entre a mente (espírito) e a matéria.

O modelo cartesiano

O modelo cartesiano enfatiza que a matéria é uma realidade separada da atividade da mente, embora esteja a ela ligada pelo plano divino. O corpo podia ser comparado com uma máquina que funcionaria igualmente bem ou mal, com ou sem psique: "Suponho que o corpo não seja nada além de uma estátua ou máquina feita de terra, a qual Deus criou" (Descartes, 1988, p. 66).

Embora Descartes não duvidasse de que a origem do espírito e da matéria estivesse remetida a um único campo – o divino –, seus métodos foram interpretados mais tarde como propostas para tornar a matéria e o espírito princípios irreconciliáveis.

Numa revisão do método cartesiano, Brown (1990) explica que a razão para termos tornado Descartes o vilão criador do pensamento dualista é a dificuldade ainda atual de lidar com realidades tão complexas. De fato, ao lermos o *Discurso sobre o método* com mais atenção, veremos que Descartes (1971) descreve a mente e o corpo como intimamente relacionados, interdependentes. Na *Meditação VI*, "Da existência das coisas materiais e da distinção real entre a alma e o corpo do homem", ele argumenta que a alma não está somente *alojada* no corpo "como um piloto num veículo", e sim "muito intimamente unida a ele [...] de modo a ambos comporem um todo" (Descartes, 1988, p. 63). Em *Paixões da alma*, Descartes (1955) descreve uma série de estados da mente procedentes ou conseqüentes de alterações do corpo. Tanto para Wilson (1980) como para Brown (1990), o verdadeiro Descartes descreveu não uma ruptura da mente com o corpo, mas sim uma interação que expunha as bases somáticas profundas dos estados afetivos e perceptivos. Longe de negar a interação mente–corpo, Descartes a promoveu quando especificou um lugar particular em que a mente e o corpo interagiam, a glândula pineal – embora o corpo, como uma máquina, funcionasse sem a intervenção direta da alma. A experiência de um sentimento seria a conseqüência, e não a causa, de uma ação material, somática. E acrescenta:

> [...] embora talvez eu tenha um corpo ao qual estou muito estreitamente conjugado, todavia, já que, de um lado, tenho uma idéia clara e distinta de mim mesmo, na medida em que sou apenas uma coisa pensante e extensa, e que, de outro, tenho uma idéia distinta do corpo, na medida em que é apenas uma coisa extensa e que não pensa, é certo que este eu, isto é, minha alma, pela qual eu sou o que *sou*, é inteira e verdadeiramente distinta de meu corpo e que ela pode ser ou existir sem ele. (Descartes, 1988, p. 66)

Devido, provavelmente, à complexidade tanto de seu pensamento quanto do fenômeno em si, a maioria dos contemporâneos e sucessores clínicos de Descartes compreende muito pouco sua filosofia profunda. E assim Descartes ficou de certo modo estigmatizado como o "criador" do dualismo mente–corpo, tanto no sentido positivo, de promover um pensamento científico, como no depreciado, mais atual, de dificultar a compreensão mais global do homem.

O final do século XVIII deu ainda maior ênfase à razão, enquanto "Deus" tinha algo a ver com a palavra, o Verbo. O racionalismo, a condição de aceitar o conhecimento verificado por meio do intelecto, tornou-se o princípio primeiro.

Havia também a tendência cada vez mais acentuada de separar religião de ciência, misticismo e crenças do conhecimento considerado *objetivo*. Do ponto de vista psicológico, poderíamos dizer que, na busca de um conhecimento consensual, a consciência coletiva, nesse momento, teria atingido uma maior separação entre o ego e os conteúdos inconscientes. Com a dissociação da fé, da religiosidade, da razão e da ciência, mais uma etapa no processo coletivo de desintegração teria sido alcançada.

O modelo romântico

Se no campo das ciências o novo modelo vinha ganhando força e poder, a prática médica, ainda durante a primeira metade do século XIX, seguiu um modelo romântico em que o estado de saúde era atribuído à interação de diferentes fatores. A fonte principal do conhecimento terapêutico era a observação clínica dos pacientes, como podemos ver em inúmeros relatos da época.

Também chamado pelo nome de *medicina romântica*, esse modelo contestava o puro racionalismo com a redescoberta da irracionalidade da psique. O ser humano era pensado como um campo unitário, global, o qual não poderia ser abordado como um agregado de partículas (Gusdorf, 1984).

A doença era definida como um desequilíbrio não-natural, causado pela interação de fatores biológicos, morais, psicológicos e espirituais. Como esses fatores eram muito pessoais, os médicos raramente prescreviam tratamentos específicos a uma doença. Pelo contrário, no modelo romântico eles enfatizavam as idiossincrasias dos pacientes ao fazer seus planos quanto ao tratamento (Rozenkrantz, 1985). Mesmo quando o sofrimento se localizava num órgão específico, observava-se que o organismo reagia como um todo, na forma de ressonâncias ou compensações. Acreditava-se que toda doença corporal poderia exprimir-se por perturbações no nível da consciência, do mesmo modo que as doenças psicológicas pertenceriam ao campo orgânico. Os sintomas seriam ligados por relações de correspondência e reversibilidade que estariam além das interpretações mecanicistas. Aqui, portanto, há um paradigma de um campo unitário, orgânico e mental com o reconhecimento da mutualidade relativa dos sinais clínicos: "As doenças d'alma podem ser escritas no organismo sob uma aparência material e, reciprocamente, os distúrbios corporais podem ter os corolários dentro do espaço mental" (Gusdorf, 1984, p. 259). O homem doente era considerado na sua relação consigo, com os outros e com o mundo, integrando-se arte, ciência e religião.

Foi nesse período que a psiquiatria se incorporou definitivamente à medicina e, como veremos adiante, surgiu o termo "psicossomática". Filósofos dessa época, como Schelling e Carus, viriam influenciar o desenvolvimento da teoria de C. G. Jung, principalmente quanto aos conceitos de inconsciente coletivo e *Self*. O conceito de Schelling sobre o arquétipo como retrato primordial do organismo dentro de uma unidade racional e funcional emparelha a patologia da totalidade com uma terapia que não está preocupada em aplicar a cada sintoma um medicamento apropriado, mas sim em interpretar os sintomas como símbolos de uma situação simultânea em que se deveria utilizar um remédio global (Gusdorf, 1984). Essas idéias se tornariam, com melhor elaboração, uma das bases da teoria analítica.

Portanto, nessa época, o tratamento de determinada doença sofria variações de acordo com as circunstâncias do paciente. Eram prescritos regimes que incluíam medicamentos, dietas, modifica-

A PSIQUE DO CORPO   31

ções de comportamento e mudanças de moradia que implicavam um conhecimento profundo da intimidade do paciente. Dentro desse modelo, a relação médico–paciente tinha um papel central, e a sensibilidade para os fatores psicológicos era muito importante. Uma revisão na literatura do século XIX revela centenas de artigos que mostram os componentes psicológicos da doença somática (Warner, 1986). Um eminente médico inglês do século XIX chamado W. Osler afirmava que, "[...] na medicina do futuro, a interdependência da mente e do corpo será mais plenamente reconhecida e a forma como uma poderá influenciar a outra nem sequer é possível imaginar agora" (Lipowiski, 1984, p. 160).

O modelo biomédico

Reducionismo, determinismo e universalismo

No final do século XIX, entretanto, começou-se a criticar o modelo romântico, sobretudo porque ele era predominantemente empírico, não permitindo qualquer generalização. Nele, o conhecimento obtido com um paciente podia ser transmitido a outro apenas de modo muito limitado, pois dependia basicamente da observação clínica.

Aos poucos, o modelo biomédico, que se baseava principalmente em pesquisas e na fisiologia experimental, tornou-se o mais influente (Myers e Benson, 1992). A doença passou a ser definida como um desvio do normal e não mais holisticamente, como um desequilíbrio não-natural. O foco na interação entre os fatores psicológicos, biológicos, ambientais e pessoais foi substituído pela ênfase nas anormalidades biológicas. A observação clínica foi substituída gradualmente pela pesquisa experimental, a qual passou a ser considerada a principal fonte de conhecimento científico.

32 DENISE GIMENEZ RAMOS

A ênfase sobre os sistemas corporais como um todo foi substituída pela tendência a reduzir os sistemas a partes menores, de modo que cada sistema era considerado separadamente. Ao mesmo tempo, o olhar clínico saiu do individual e voltou-se para os aspectos universais da patologia. Finalmente, o materialismo tomou o lugar da tendência anterior, que considerava os fatores morais, sociais e psicológicos (não-materiais) ao tratar o paciente.

Dessa forma, tornou-se inevitável a mudança do modelo romântico para o modelo biomédico, reducionista. A formulação da doença como uma entidade separada, marcada pelo desvio de normas fixas e fisiológicas, necessitava que o corpo fosse pensado como um conjunto de sistemas relacionados, mas relativamente independentes.

A busca de uma etiologia específica apoiou ainda mais essa tendência em direção ao reducionismo, pois procurava uma única causa específica de doença, mais do que promover com o paciente o restabelecimento de um estado de equilíbrio. Além do mais, o reducionismo era indispensável à experimentação em laboratório, a qual exigia que um sistema fosse controlado por uma ou poucas variáveis. Isso permitia conclusões sobre a contribuição que cada parte fazia ao todo, pois aqui as funções do organismo total poderiam ser extrapoladas e compreendidas pela análise de suas menores partes.

Também era inevitável a mudança para o universalismo – a ênfase naqueles aspectos da doença que eram universais. Com a aceitação do modelo biomédico, as normas para inúmeros parâmetros fisiológicos (temperatura corporal, pressão arterial etc.) e psicológicos (sensações, pensamentos, emoções) foram descritas. A referência ao paciente como um indivíduo foi posta de lado porque se acreditava que essas normas eram essencialmente universais; portanto, o desvio delas seria considerado doença. Me-

A PSIQUE DO CORPO   33

didas, testes e diagnósticos podiam ser feitos sem considerar as características sociais, morais e psicológicas do paciente. Desse modo, a prática de enfocar as qualidades específicas do paciente foi desencorajada. Fatores psíquicos e sociais foram considerados um "epifenômeno" sem impacto sobre o organismo, sendo assim excluídas do tratamento clínico.

O modelo biomédico também incorporou um forte materialismo. Fatores não-materiais não eram suscetíveis de ser medidos facilmente nos laboratórios e, por conseguinte, foram negligenciados (Myers e Benson, 1992). Se as "idéias" não tinham poder "material", elas não seriam levadas em consideração, porque não teriam nenhum efeito sobre o corpo (Foss e Rothenberg, 1987).

Nesse período teve início o estudo sistematizado da *semiologia* das doenças: a ciência dos sinais da doença. Os sinais não mais eram vistos como símbolos de uma doença, mas sim como manifestações externas desta. As descrições de cor, cheiro, som, consistência, temperatura, dimensões físicas, entre outras, levaram a uma maior objetificação, reforçada pelo desenvolvimento da tecnologia. Aqui, a mente e o comportamento eram observados como entidades quase físicas, divididas em sensações, idéias, sentimentos, pois tinham um local de representação no cérebro e eram mensuráveis (Fabrega, 1990).

Além disso, cada doença passou a ser observada como tendo padrões diferentes de desenvolvimento. A princípio pensava-se que esses padrões eram constituídos por lesões anatômicas e fisiológicas. Somente mais tarde, ao se diferenciar sinais "internos" de sinais "externos", começou-se a pensar em "lesões psicológicas", como a neurose e os fenômenos alucinatórios. A elaboração dos conceitos de alucinação e neurose como fenômenos de origem "interna" e psicológica contribuiu para a distinção entre o "puramente" psicológico e o "puramente" fisiológico, e também para o desenvolvimento da psicopatologia (Fabrega, 1990). Essa distinção entre estados anormais do corpo e da mente levaria mais tarde ao conceito de psicossomática.

A abordagem semiológica aplicada ao estudo das doenças – tanto físicas quanto mentais – foi aplicada também àqueles que hoje são chamados *fenômenos psicossomáticos*, como o estado de fadiga crônica. Por exemplo, um cansaço de causa orgânica desconhecida era tido como sinal de depressão; portanto, considerava-se que esse não era um "cansaço verdadeiro". Ainda hoje, muitos clínicos olham assim para as doenças. A queixa de mal-estar orgânico sem fundamento biológico é considerada falsa pela medicina tradicional ainda em nossos dias. A queixa é deixada de lado ou reduzida a um fenômeno "puramente" psicológico e, conseqüentemente, de "menor valia".

Concluindo, ao entrarmos no século XX com uma visão fragmentada do homem, percebemos no campo médico uma ênfase na compartimentalização, objetividade, concretude e padronização de sintomas. O mito determinante é aquele que nos diz que o homem pode dissecar, manipular e dominar a natureza. Esses fatores têm modelado nosso conceito de doença e da relação mente–corpo, fundamentando inclusive o conceito de psicossomática.

O conceito de psicossomática

Há uma grande confusão conceitual, tanto na área da medicina quanto na da psicologia, quando se trata do fenômeno psique–corpo e sua relação com as doenças. Conceitos como histeria, mecanismos de conversão, somatização e psicossomatização têm sido usados em diferentes artigos com o mesmo sig-

A PSIQUE DO CORPO   35

nificado. O problema se agrava quando se trata de pesquisas empíricas, como veremos adiante. Muitos autores não parecem se preocupar com definições ou teorias, partindo para um estudo empírico sem definir o conceito empregado. Mesmo quando se usa o termo "psicossomática", verifica-se que não há um consenso quanto ao seu significado.

Historicamente, parece que esse termo foi usado pela primeira vez em 1808 por Heinroth, um psiquiatra alemão que tentou explicar a origem da insônia. Mais tarde, o termo foi adotado (escassamente) pelos médicos alemães e ingleses (Lipowiski, 1984). Diz Heinroth: "Como regra geral, a origem da insônia é psicossomática, mas é possível que cada fase da vida possa, em si mesma, fornecer a razão completa para a insônia" (Margetts, 1950, p. 403).

Mais tarde, em 1828, Heinroth introduziu o termo "somatopsíquico". Enquanto este se aplicava às doenças em que o fator orgânico afetava o emocional, psicossomática indicava o poder das "paixões amorosas sobre a tuberculose" (Haynal e Pasini, 1983).

Considera-se atualmente que foi Felix Deutsch, em 1922, o primeiro autor a introduzir o termo "medicina psicossomática", embora tenha sido Helen Dunbar (1935) que forneceu a base principal para a formação dessa área, com observações sistemáticas e aplicação de uma metodologia científica, no livro intitulado *Emotions and biology changes: a survey of literature on psychosomatic interrelationships: 1910-1933* [*Mudanças emocionais e biológicas: uma pesquisa da literatura sobre inter-relações psicossomáticas: 1910–1933*]. Embora a própria pesquisadora não considerasse o termo adequado por não expressar que mente e corpo fossem aspectos de uma unidade fundamental, este foi consagrado por falta de outro melhor, tendo caído posteriormente no domínio público e científico. Podemos dizer que Jung, assim como Deutsch, influenciou

36 DENISE GIMENEZ RAMOS

as idéias de Dunbar, considerada a idealizadora e fundadora da American Psychosomatic Society, assim como de sua importante revista, em 1939, a *Psychosomatic Medicine*.

Pouco antes de escrever seu livro, Dunbar esteve com Deutsch em Viena, e com Jung em Zurique (Kornfeld, 1990). Nessa época, Jung estava envolvido com o estudo do teste das reações psicofisiológicas resultantes da ativação dos complexos e também com o estudo da tipologia e suas manifestações físicas. Segundo ele,

> [...] a distinção entre mente e corpo é uma dicotomia artificial, um ato de discriminação baseado muito mais na peculiaridade da cognição intelectual do que na natureza das coisas. De fato, é tão íntimo o inter-relacionamento dos traços psíquicos e corporais que podemos não somente estabelecer inferências sobre a constituição da psique a partir da constituição do corpo como também podemos inferir características corporais a partir das peculiaridades psíquicas. (Jung, 1971, p. 916)

Ao retornar aos Estados Unidos, Dunbar continuou seus estudos, que se tornaram um estímulo para a fundação da sociedade, provavelmente a maior e mais forte nessa área até o presente momento. No editorial do primeiro número de *Psychosomatic Medicine*, temos a seguinte definição, ainda não contestada, que tem norteado os trabalhos desse grupo: "Seu objetivo é estudar a inter-relação dos aspectos psicológicos e fisiológicos do funcionamento normal e anormal do corpo e integrar a terapia somática na psicoterapia" (The Editors, 1939, p. 3).

Considera-se que a publicação do livro de Dunbar, seguida da fundação da sociedade e da revista, tenha marcado a emergência da psicossomática como um campo organizado de pesquisa científica e dado início a um movimento que visava transformar o atendimento clínico. Entretanto, como vimos, os editores dessa revista, ao definirem o campo da medicina psicossomática, situaram-no como *a inter-relação dos aspectos psicológicos e fisiológicos das funções do "corpo".* Essa não deixa de ser uma afirmação tendenciosa que ao mesmo tempo propõe a aplicação de uma abordagem organicista na psicoterapia. Em outro trecho do mesmo artigo, observa-se uma ênfase no dualismo mente–corpo, quando os autores propõem que essa área seja separada da psiquiatria e, poderíamos acrescentar, da psicologia. Isso aumentou ainda mais a dissociação mente–corpo (Lipowiski, 1984). Nessa época, pesquisadores de outras áreas desenvolviam estudos semelhantes, demonstrando, segundo os parâmetros científicos correntes, a relação mente–corpo.

Nos anos de 1930, estudos de psicofisiologia desenvolvidos por Pavlov e Cannon tornaram-se um componente integral da psicossomática ao focalizar os mecanismos que relacionavam as variáveis psicológicas às funções corporais. Entretanto, ao aplicar a metodologia clássica experimental, eles também reforçavam a visão dualista.

Como reação a essa psicologia experimental e laboratorial surgiu a psicologia da Gestalt de Kohler, Koffka e Wertheimer (por volta de 1920-1930), com a tese de que o organismo não poderia ser compreendido pelo estudo de suas partes isoladas, mas somente como uma totalidade autônoma, irredutível e com leis próprias (Heidbreder, 1964). Segundo Kohler, o funcionamento de cada elemento dependeria da estrutura do conjunto e das leis que a regem (Kohler, 1947). Como veremos, essa idéia foi retomada no modelo holístico atual.

Outra importante contribuição à área foi feita por Selye, com sua descoberta da síndrome geral de adaptação, hoje chamada mais comumente de síndrome do estresse. Selye (1956, p. 42) definiu estresse como "a soma de todos os efeitos específicos dos fatores (atividade normal, produtores de doenças, drogas, entre outros) que podem agir sobre o corpo". "O estresse é uma condição, um estado, que embora como tal seja imponderável, manifesta-se através de mudanças mensuráveis nos órgãos do corpo" (idem, p. 43). "O estresse é usualmente o resultado da luta pela autopreservação (homeostase) das partes dentro do todo" (idem, p. 253).

Embora sua abordagem e suas pesquisas sigam claramente o modelo redutivista e organicista, elas dão margem a uma reflexão mais profunda. Selye afirma que há um elemento de adaptação em toda doença. Ele descreve um grupo de doenças denominadas *doenças de adaptação*, que seriam reações defensivas e adaptativas do corpo, uma mistura de defesa e submissão. Algumas doenças seriam causadas por excesso de defesa, outras por excesso de reações corporais de submissão.

A implicação básica de suas idéias para a psicossomática é a descoberta de quanto e como o corpo se transforma sob estresse. Segundo Selye, somente "dissecando nossas dificuldades poderemos claramente distinguir a parte atuada pelo estressor daquelas nossas medidas adaptativas de defesa e entrega" (idem, p. 253). Embora afirme que "o objetivo final do homem é expressar-se tão plenamente quanto possível, naquilo que lhe é de direito" (idem), faltou-lhe uma teoria mais global que permitisse unir seus achados fisiológicos a seus conceitos filosóficos.

Em outro extremo, Freud (1891/1954) estudava a influência das emoções sobre o corpo, preocupando-se principalmente com o papel da etiologia na formação dos sintomas. Seus conceitos de repressão e conversão forneceram os instrumentos que poderiam ser aplicados à hipótese das relações psicossomáticas.

A PSIQUE DO CORPO   39

Para Freud (1895/1966), os sintomas histéricos apareciam quando o afeto associado com uma idéia entrava em conflito com o ego, era conseqüentemente reprimido e descarregado em sintomas e inervações somáticas. Freud usava o termo "conversão" para se referir aos processos em que a excitação era transformada em sintomas histéricos, e o termo "complacência somática" para designar uma suscetibilidade orgânica, anterior ou simultânea ao trauma, que serviria de "leito" para a conversão histérica. No entanto, Freud confinou essas hipóteses à histeria e não as estendeu à doença orgânica.

Ao apresentar uma teoria formal do inconsciente dentro do referencial científico da sua época, Freud sugeriu que a psique tinha uma topografia e exercia atividades específicas, mensuráveis. O pensamento freudiano levou também à explicação da evolução e dinâmica da cultura. Suas teorias dos instintos, repressão, culpa e sublimação formaram a base para uma teoria sobre a vida social e da própria sociedade.

Para ele, os instintos eram as forças primárias na vida humana e o indivíduo teria como função chegar a um equilíbrio entre essas forças e o mundo externo, em decorrência das exigências do superego e do princípio de realidade. O indivíduo deveria, portanto, reprimir sua vida instintiva e seus desejos para que pudesse haver uma integração no nível social. O que, por sua vez, geraria ansiedade e doença mental. Qualquer transação emocional seria um trato psicológico, não uma questão de liberdade ou escolha moral. Freud não podia admitir que essas transações essenciais viessem do homem espiritual, não em luta consigo mesmo, mas em busca de um significado. Embora tenha descoberto o inconsciente, ele superestimou seu poder e limitou sua expressão. Segundo essa perspectiva, a terapia permite à psique alcançar uma acomodação do indivíduo com sua con-

40 DENISE GIMENEZ RAMOS

dição de vida, dando-lhe mais energia, mas sem lhe oferecer uma razão para fazê-lo. Ao afirmar que a origem do pensamento religioso era a expressão de uma dependência psíquica ligada à necessidade de diminuir o medo do desconhecido, Freud tencionava liberar o homem do medo repressivo ditado pelas instituições religiosas, acreditando que assim poderíamos aceitar a finalidade da morte e a ausência da força espiritual com equanimidade. Esse foi um dos pontos que levaram à histórica ruptura com seu discípulo Jung.

Devido ao fértil desenvolvimento da psicanálise nesse período, a maioria dos estudiosos de psicossomática baseou suas pesquisas nessa abordagem, principalmente até o final dos anos de 1940. O exemplo mais significativo é a formação da Escola de Chicago, sob a direção de Franz Alexander e Thomas French.

Alexander estava fortemente influenciado pela psicanálise, pela psicologia da Gestalt e pelos avanços da neurologia e da endocrinologia. Embora considerasse que os fenômenos somáticos e psicológicos ocorressem no mesmo organismo, sendo meramente dois aspectos do mesmo processo, Alexander não escapou na prática da visão dualista. Diz ele:

> A pesquisa psicossomática lida com processos nos quais certos elos na cadeia causal se prestam, no atual estágio do nosso conhecimento, mais prontamente ao estudo por métodos psicológicos do que fisiológicos, já que a investigação detalhada das emoções, como processos cerebrais, não está suficientemente avançada. Mesmo quando a base fisiológica dos fenômenos psicológicos for mais bem conhecida, provavelmente não poderemos dispensar o seu estudo psicológico. (Alexander, 1923/1989, p. 47)

Alexander (idem, p. 55) trabalhou com a hipótese da especificidade da doença, segundo a qual "as respostas fisiológicas aos estímulos emocionais, normais e mórbidos variam de acordo com a natureza do estado emocional que as desencadeia". Haveria uma "especificidade (orgânica) na maneira pela qual uma força psicológica motivadora poderia expressar-se" (idem, p. 57). Dessa forma, cada doença corresponderia a um quadro emocional ou a um tipo de personalidade. Alexander descreveu sete doenças posteriormente chamadas de psicossomáticas, mas considerava que "toda doença é psicossomática, uma vez que fatores emocionais influenciam todos os processos do corpo, através das vias nervosas e humorais" (idem, p. 44).

Apesar de sua conceituação seguir um modelo linear, causal e redutivista, Alexander fez descrições e análises clínicas bastante significativas, principalmente se interpretadas à luz de uma teoria mais abrangente.

Dentro da linha psicanalítica, destaca-se também a contribuição da Escola Psicossomática de Paris, representada por Marty, M'Uzam e David (1963). Aqui, a idéia central é que os pacientes psicossomáticos se diferenciam dos demais pela pobreza do mundo simbólico. Sonham pouco e seus sonhos são "realistas". Há pouca elaboração psíquica, sendo seu pensamento do tipo operatório, aprisionado no concreto e na orientação pragmática. O paciente psicossomático teria pouca ligação com seu inconsciente. Diante de qualquer estresse, esse paciente, por incapacidade de simbolizar, reagiria com uma doença somática. Esses autores afirmam que as doenças orgânicas, diferentemente das neuroses e psicoses, carecem de sentido, não têm significação simbólica, havendo uma incompatibilidade entre as doenças psíquicas e orgânicas.

Idéia semelhante foi desenvolvida por Sífneos e Nehemiah com o conceito de alexitimia, em 1970.[1] Para eles, os pacientes psicossomáticos eram os alexitímicos, isto é, aqueles incapazes de nomear e expressar sentimentos devido à impossibilidade de reconhecê-los (Sífneos e Nehemiah, 1970).

Apesar do valor heurístico dessa conceituação, sua aceitação tem sido restrita, pois contraria a maioria das observações clínicas feitas por diferentes profissionais:

> Entretanto, na prática, vemos manifestações psicossomáticas desenvolverem-se em histéricos, obsessivos e psicóticos. Vemos sintomas psicossomáticos serem incorporados a cadeias associativas significantes nos neuróticos ou articularem-se a um delírio em psicóticos, embora também observemos a existência dos pacientes classicamente somatizantes de Marty. (Santos e Otelo, 1992, p. 110)

O problema da conceituação psicanalítica na psicossomática está em trabalhar com o símbolo somente no plano verbal, abstrato. A Escola Francesa, ao considerar que as somatizações não têm significação simbólica, sendo apenas a sinalização de uma disfunção, perde uma via direta para o trabalho com o inconsciente e cria uma dificuldade técnica. Assim, Marty (1990) propõe aos psicanalistas um trabalho terapêutico não-psicanalítico – como o emprego de técnicas de relaxamento – para os pacientes somatizantes.

Embora a psicanalista McDougall (1986, 1989) chame os pacientes alexitímicos de normopatas – aqueles que, para se adaptar, usam de uma normalidade falsa, não afetiva –, ela considera que muitos pacientes orgânicos não se enquadram nessa conceituação e fornece, como veremos adiante, algumas valiosas observações.

A PSIQUE DO CORPO   43

Vemos que muitas idéias sobre a psicossomática desenvolveram-se sem um corpo coerente que as agrupasse ou possibilitasse um nexo entre a teoria e a prática terapêutica.

Segundo Mello Filho *et al.* (1992, p. 19), a psicossomática evoluiu em três fases:

> a) inicial ou psicanalítica, com predomínio dos estudos sobre a gênese inconsciente das enfermidades, sobre as teorias da regressão e sobre os benefícios secundários do adoecer, entre outros;
>
> b) intermediária ou behaviorista, caracterizada pelo estímulo às pesquisas em homens e animais, tentando enquadrar os achados à luz das ciências exatas e dando um grande estímulo aos estudos sobre estresse;
>
> c) atual ou multidisciplinar, em que vem emergindo a importância do social e da visão psicossomática como uma atividade essencialmente de interação, de interconexão entre profissionais de saúde vários.

Poderíamos acrescentar que na terceira fase, em que atualmente nos encontramos, não há uma teoria abrangente ou unificadora. Os modelos aqui vigentes e descritos seguem o mito biomédico clássico.

Nas palavras de Castiel (1991, p. 272):

> O caminho a ser palmilhado em busca de uma proposta mais consistente de constituição de um corpo conceitual mais eficaz na produção de intervenções psicossomáticas mais efetivas deve incluir desenvolvimentos teóricos, de modo a reverter a ideologia do curandeiro científico que permeia a medicina e se origina na tradição positivista do século XIX. Dessa forma, o pensamento médico está impregnado com o modelo curativo...

Assim, lança-se mão de intervenções que já tiveram um importante grau de eficácia, mas, agora, além de provocar consideráveis efeitos iatrogênicos, não se mostram tão eficazes.

Podemos observar que o conceito de psicossomatização, embora represente uma nova deintegração na consciência coletiva, ainda se encontra imerso no modelo biomédico, o qual pode ser assim resumido: o corpo é uma máquina que deve ser analisada e reduzida até suas menores partes. Psique e corpo têm uma relação causalista e determinista, sendo possível discriminá-los objetivamente. Saúde é definida como ausência de doença, a qual, por sua vez, é definida como o mau funcionamento de mecanismos biológicos e/ou psicológicos.

Somente a partir da década de 1980 esse modelo começou a perder força e vem sendo, em alguns setores, substituído pelo chamado modelo holístico. Este, conforme veremos, retoma em parte o modelo romântico, tem paralelo no desenvolvimento da ciência contemporânea e compreende uma visão de mundo ecológica e abrangente, segundo a qual o universo é visto como um sistema vivo e interconectado.

Como diz Campbell (1990, p. 25), "[...] novos mitos têm brotado da idéia de que o homem veio da Terra, e não foi lançado aqui de algum lugar... o homem é a Terra, é a consciência, os olhos e a voz da Terra... Todo o planeta é um só organismo".

Até a época presente, não há um referencial teórico estabelecido, conceitual ou institucional que possa situar a problemática de saúde e doença dentro de um novo paradigma. Precisamos, portanto, formular gradualmente uma nova conceituação teórica e ao mesmo tempo desenvolver métodos de pesquisa e tratamento condizentes.

O modelo holístico

Indeterminabilidade, relativismo e pluralismo

A palavra "holístico" vem do grego *holos* ("todo"). Segundo Weil (1990), o termo foi usado nas ciências pela primeira vez em 1926 por Smuts, no livro *Holism and evolution*, para afirmar que o universo seria um conjunto em constante formação. Haveria uma força vital responsável pela formação de conjuntos em diferentes níveis: ideológico, biológico e psicológico.

Para Smuts, a totalidade é uma característica fundamental do universo, o produto da pulsão de sintetizar que vem da natureza. "O holismo cria a si mesmo, e suas estruturas finais são mais holísticas do que suas estruturas iniciais" (Ferguson, 1980, p. 156). Portanto, as totalidades são dinâmicas, evolucionárias e criativas. Não podem ser compreendidas pela dissecação de suas partes, nem preditas pela observação de seus componentes. Muitos anos se passaram antes que o termo "holismo" fosse incorporado a diferentes áreas do conhecimento.

O progresso na medicina molecular, na neurobiologia e na genética e a aplicação da teoria quântica na biologia ampliaram nosso modo de ver a relação mente–corpo e levaram-nos a uma nova reflexão sobre saúde e doença. O pensamento científico moderno, tanto na física e na química como na biologia e na psicologia, tem-nos conduzido a uma visão de mundo que se aproxima de certo modo daquela das culturas mais tradicionais e "naturais". Assim, novas tendências começaram a falar de um princípio holístico ou força psíquica maior que qualquer evento neurobiológico, e as descrições moleculares da vida psíquica começaram a revelar a interdependência mente–corpo como uma unidade significativa.

46 DENISE GIMENEZ RAMOS

A física quântica tem-nos ensinado que matéria e energia são dois aspectos diferentes da mesma realidade e que suas propriedades físicas podem ser observadas somente como probabilidades estatísticas. Essa indeterminabilidade é, de fato, uma função da relação matéria–energia com a mente do experimentador. Assim, a teoria quântica questiona os princípios da causalidade e do determinismo, levando a profundas mudanças nas ciências humanas, biológicas, na teoria da evolução e na psicologia. Dentro dessa conceituação, a força vital, bem como a força gravitacional, entre outras, não pode ser conhecida redutivamente. Podemos medir somente seus efeitos, mas em essência elas não são demonstráveis.

Se o nível molecular é útil para o estudo dos eventos fisiológicos, é no nível quântico que matéria e psique se encontram. A ciência moderna sugere a natureza problemática do conhecimento e deixa de lado a idéia de um mundo objetivo consensual, normativo. Aqui, as idéias de normal e universal são questionadas. Martins e Bicudo (1989, p. 69) afirmam que

> [...] assim como a posição de *momentum* de uma partícula, as motivações e atitudes de um indivíduo não são objetos que apresentam características passíveis de ser objetivamente medidas, mas tais características estão relacionadas ao local, ao momento, ao modo e ao porquê foram medidas.

Laszlo (1993), um dos cientistas mais proeminentes de nossa era, em sua busca por uma teoria unificada afirma que a ciência está no limiar de mais uma "revolução", que promete ser muito mais vasta que a própria revolução copernicana e somente poderá se desdobrar em outras disciplinas por meio de uma abordagem mais holística, sistêmica, como uma revolução cosmológica – no sentido

A PSIQUE DO CORPO 47

de que a cosmologia sempre foi a ciência dos princípios que ordenam o mundo ou o universo, em todos os seus aspectos.

No campo da psicossomática encontramos atualmente algumas publicações que buscam integrar esses conceitos numa nova definição.

> Psicossomática é um termo que se refere à inseparabilidade e interdependência dos aspectos psicológicos e biológicos da humanidade. Essa conotação pode ser chamada de holística, na medida em que ela implica uma visão do ser humano como uma totalidade, um complexo mente–corpo imerso num ambiente social. (Lipowiski, 1984, p. 167)

Segundo Capra (1982), uma abordagem holística na saúde e na cura está em harmonia com muitos pontos de vista mais tradicionais, assim como é consistente com as teorias científicas modernas.

Se na medicina e na psicologia até então o termo "psicossomática" tem sido usado, como vimos, para se referir a uma moléstia sem um diagnóstico claramente orgânico, o uso moderno do termo tem sido modificado. Ele deriva do reconhecimento de uma interdependência fundamental entre mente e corpo em todos os estágios de doença e saúde. Seria um reducionismo considerar que há doenças de causas puramente psicológicas ou puramente orgânicas. Há sempre um pluralismo na observação de qualquer fenômeno. Existe uma tendência a considerar todas as doenças como psicossomáticas, na medida em que elas envolvem a inter-relação contínua entre corpo e mente na sua origem, em seu desenvolvimento e sua cura.

LeShan (1992), um eminente psicólogo e pesquisador dessa área, descreveu recentemente os três princípios que apóiam a medicina psicossomática moderna. O primeiro afirma que o indivíduo existe em muitos níveis ou domínios, todos de igual importância. Dividi-los em corpo, mente e espírito tem sido o mais comum na tradição ocidental, mas outros níveis podem também ser apontados. Segundo, cada pessoa deve ser vista como única e tratada como tal. Terceiro, o doente deve ser encorajado a ter autonomia no processo de cura.

Segundo esses três princípios, podemos ajudar a criar um ambiente em que as habilidades do indivíduo de se autocurar têm mais probabilidade de vir à tona para ajudar um programa médico alopático. De outro ponto de vista, podemos dizer que esses princípios tendem a produzir um nível superior de atividade nos processos e nas estruturas, os quais designamos "sistema imunológico", por exemplo. Aqui, é importante lembrar que qualquer sistema é um recorte (um deintegrado) até certo ponto arbitrário que não tem como tal uma verdade absoluta. Com outros recortes, outras leis teriam sido descobertas; sistemas bem diferentes daqueles com os quais estamos acostumados provavelmente teriam sido desenvolvidos. A divisão medicina–psicologia é um desses deintegrados que em alguns anos será certamente ultrapassado.

Concluindo, uma nova síntese faz-se necessária. Uma nova deintegração começa a emergir do inconsciente coletivo, formando um novo modelo. Nossa evolução depende do nível de nossa consciência e de nossa capacidade de trazer à tona as informações que potencialmente já estão no inconsciente.

Ao retomar antigos conceitos, práticas, métodos e técnicas, o modelo holístico procura integrá-los no mundo moderno. No entanto, mesmo entre as obras de autores que procuram utilizar uma nova abordagem, notamos a falta de um modelo conceitual. Os diversos pesquisadores e clínicos da área, inclusive LeShan, pouco definiram a conceituação teórica que os subsidia. Técni-

A PSIQUE DO CORPO   49

cas são aplicadas e testadas, em geral com bons resultados, mas de forma eminentemente empírica.

Por outro lado, com uma breve reflexão, podemos ver que essa nova atitude e nova abordagem são plenamente descritas na psicologia analítica. Embora esta ainda não tenha feito contribuições diretas para tal problemática, os princípios do modelo holístico já se encontram na teoria e no método psicoterapêutico propostos por Jung.

Portanto, nossa proposta é usar o modelo analítico para desenvolver uma conceituação aplicável aos fenômenos de doença e saúde, em sua inter-relação com o fenômeno psique–corpo.

2

O MODELO ANALÍTICO

Nosso cérebro lida exclusivamente com experiências especiais e únicas. Somente nossa mente é capaz de descobrir os princípios gerais que operam sem exceção em toda e qualquer experiência, os quais, se detectados e dominados, trarão uma reconhecível vantagem em todas as instâncias.

(Fuller, 1978, p. 1)

Os experimentos de psicofisiologia

Embora sejam escassas as referências à problemática psique–corpo dentro da psicologia analítica, já em 1906 Jung lançou as bases para uma abordagem desse fenômeno, ao desenvolver o teste de associação de palavras.

Utilizado inicialmente para diagnosticar neuroses e psicoses por meio dos complexos que emergiam durante o experimento e para encurtar o tempo de "psicanálise", esse experimento revelou-se um campo de observação básico sobre a psicofisiologia humana. Foi pelos resultados desses experimentos que Jung disse que "os sintomas físicos e psíquicos não são nada mais do que manifestações simbólicas de complexos patogênicos" (Jung, 1973, p. 727).

Por intermédio dos experimentos de associação, Jung pôde observar que o complexo é autônomo e substitui o poder constelador do complexo egóico.

52 DENISE GIMENEZ RAMOS

Dessa forma, uma nova personalidade mórbida é gradualmente formada, cujos julgamentos, tendências e resoluções se movem somente na direção do desejo de ficar doente. Essa segunda personalidade devora o que resta do ego normal e o força ao papel de um complexo secundário (idem, p. 861).

O ego aqui é definido como um "complexo de imaginações mantidas juntas e fixadas através de impressões sinestésicas" (idem, 1973, p. 1352).

Há uma semelhança entre o ego e os complexos secundários, pois o tom emocional destes é também baseado em impressões sinestésicas, lembrando que tanto um quanto o outro podem ser temporariamente reprimidos ou cindidos (idem, p. 1352).

Foram inúmeros os casos e as pesquisas relatados por Jung em que ficou claramente estabelecida a função do sintoma neurótico como a melhor expressão do conflito vivido e reprimido, principalmente nos pacientes histéricos.

Para Jung, "nas profundezas da mente de cada paciente histérico sempre descobrimos uma velha ferida que ainda dói, ou, em termos psicológicos, um complexo carregado de afeto" (idem, p. 915).

O mesmo conceito foi utilizado na explicação das psicoses (idem, p. 1353). No laboratório da Clínica de Psiquiatria em Zurique, Jung, junto com Peter Peterson, realizou um abrangente estudo sobre as reações psicofísicas de indivíduos normais e psicopatológicos. O propósito desses estudos era

afirmar o valor do assim chamado reflexo psicofísico galvânico, determinar suas variações normais e patológicas, estudar a curva respiratória nessas mesmas relações e, finalmente, comparar as curvas galvanométricas e pneumatográficas tomadas simultaneamente pelo quimógrafo, sob a influência de vários estímulos. (idem, p. 1036)

A PSIQUE DO CORPO   53

Num breve resumo de suas descobertas, poderíamos citar:

1. A flutuação no galvanômetro e no tempo de reação pode ser usada como medida da quantidade do tom emocional. Cada estímulo que acompanha uma emoção provoca uma elevação na curva elétrica diretamente proporcional à vivacidade e atualidade da emoção eliciada (idem, p. 1049).
2. Uma emoção imaginada pode provocar as mesmas reações (idem, p. 1050).
3. Uma grande labilidade emocional provoca grande variação na curva do galvanômetro (idem, p. 1057).
4. A respiração sofre um processo de inibição na presença de expectativas, tensões e emoções; entretanto, por ser mais sujeita ao controle consciente, não é facilmente mensurável (idem, p. 1062).
5. As alterações respiratórias devidas a estados emocionais são mais marcantes na expiração, no momento do relaxamento, do que durante a inspiração (idem, p. 1063).
6. O tempo decorrido entre um estímulo e a mudança na resistência elétrica da pele, como é revelado pelo galvanômetro, sugere alterações no sistema nervoso simpático, provavelmente sob a influência das glândulas sudoríparas (idem, p. 1064).
7. A curva galvanométrica, por essas razões, está mais intimamente relacionada com os complexos emocionais do que a curva pneumográfica (ibidem).

Os experimentos de associação forneceram um meio para o estudo experimental do comportamento dos complexos e da relação psique–corpo, possibilitando uma melhor compreensão da estrutura egóica e do inconsciente pessoal.

A teoria dos complexos

Complexo passou a ser definido como

[...] uma coleção de várias idéias, as quais, em conseqüência de sua autonomia, são relativamente independentes do controle central da consciência e a qualquer momento capazes de cruzar ou contrariar as intenções do indivíduo. (idem, p. 1352)

Assim, para Jung, tanto nas neuroses quanto nas psicoses, os sintomas de natureza somática ou psíquica originam-se nos complexos. Nas neuroses, os complexos sofrem alterações contínuas, enquanto nas psicoses eles são fixos, impedindo o progresso da personalidade (idem, p. 1354). Quanto maiores a intensidade e a autonomia do complexo, maior a sintomatologia: "um forte complexo possui todas as características de uma personalidade separada" (idem, p. 1352).

Com essas pesquisas, Jung demonstrou que o corpo é a base do ego tanto quanto do complexo secundário, na medida em que ambos têm o seu tom emocional baseado em impressões sinestésicas, compreendidas aqui como a totalidade das sensações que se originam dos órgãos corporais, isto é, sensações pelas quais o próprio corpo é percebido.

Em 1950, numa elaboração posterior, Jung deixa claro que o ego, originário do arquétipo do *Self*, tem uma base psíquica e outra somática. A base somática se constitui de sensações endossomáticas conscientes e inconscientes (as sensações endossomáticas que não atingiram o limiar da consciência), enquanto a base psíquica do ego tem uma parte consciente, consistindo no campo total da consciência, e outra inconsciente (a soma total dos conteúdos inconscientes). A emergência do ego resulta da "colisão entre o fator somático e o ambiente" (Jung, 1974, p. 3).

Por sua vez, também Fordham (1957), com base em suas pesquisas clínicas com crianças, demonstra que o ego se origina do arquétipo da totalidade, o *Self*, o qual, como todos os arquétipos, expressa-se na experiência corporal, por um lado, e em imagens arquetípicas, por outro.

Desse modo, quando se constela determinado complexo, não ocorre apenas uma alteração no nível fisiológico, como os experimentos de associação revelaram, mas uma transformação na estrutura corpórea total, quer o indivíduo a perceba ou não. Essa transformação pode ser sentida como um mal-estar indefinido ou expressar-se numa sintomatologia mais evidente.

Podemos então observar que todo complexo, inclusive o egóico, tem um padrão específico de imagens e sensações sinestésicas. A auto-imagem corporal faz parte do complexo do ego, assim como todas as sensações sinestésicas presentes na consciência, formando no indivíduo normal uma estrutura coerente e relativamente estável.

A formação do símbolo

A formação da imagem corporal não resulta apenas das experiências pessoais, mas baseia-se na relação entre o ego e o *Self*, a qual também tem uma representação corpórea. A consciência corporal é um deintegrado; é a percepção de uma parte do corpo total, do *Self* corpóreo.

O desenvolvimento da consciência individual e/ou coletiva traz à tona novos deintegrados, novos conhecimentos que são reunidos a essa percepção, a qual será sempre parcial. O conhecimento do corpo total corresponde, nesse sentido, ao conhecimento do corpo do *Self*, da totalidade.

No indivíduo normal, o deintegrado aparece na consciência como um símbolo, às vezes na sua polaridade mais concreta, outras na polaridade mais abstrata, mas sempre atuando nas duas instâncias. O desenvolvimento do ego depende, em parte, de sua capacidade de absorver esses símbolos, essas imagens e sensações, as quais lhe fornecem informações sobre o *Self*.

Os símbolos do *Self*, por sua vez, emergem das profundidades do corpo. Diz Jung (1974, p. 29):

> O símbolo é então um corpo vivo, *corpus et anima*... A unicidade da psique pode ser somente percebida aproximadamente; embora ela permaneça a base absoluta de toda consciência, as camadas mais profundas da psique perdem sua individualidade à medida que se aprofundam mais e mais na escuridão... Aproximando-se dos sistemas funcionais autônomos, eles (símbolos) se tornam cada vez mais inconscientes, até que se tornam universais e extintos na materialidade do corpo, isto é, nas substâncias químicas. O carbono do corpo é simplesmente carbono. Então, *no fundo* a psique é simplesmente *mundo*... no símbolo, o mundo fala. Quanto mais arcaico e profundo o símbolo for, isto é, quanto mais fisiológico, mais ele é coletivo, universal e *material*.

Com base nessas afirmações poderíamos indagar se quanto mais uma disfunção (doença) se manifestar corporalmente mais ela seria a expressão do inconsciente coletivo e universal. Será que uma doença de representação claramente corpórea pode ser considerada a expressão de um conteúdo mais inconsciente, mais coletivo? Será que os pacientes tidos como mais "psicossomáticos" expressam conteúdos mais arcaicos do que os indivíduos menos fisicamente doentes?

Quando comparamos esses pacientes com os psicóticos, vemos que os últimos também expressam conteúdos bastante arcaicos, arquetípicos, e que, portanto, a diferença não está no grau de primitivismo e indiferenciação, mas talvez na qualidade dessa expressão. Enquanto a manifestação psicótica acontece mais no nível abstrato, o doente "orgânico" se expressa mais no nível concreto. A diferença talvez resida na forma de expressão dessa estruturação, já que ambos poderiam manifestar uma desorganização ou indiferenciação num nível primário. Assim, podemos pensar que, enquanto na psicose o ego está ameaçado de extinção pela invasão de conteúdos arquetípicos, no câncer, por exemplo, o organismo (o ego, inclusive) está ameaçado de extinção pela *invasão de células que proliferam indiscriminadamente*. Podemos formular essa questão de outro modo: o conflito que se expressa numa simbologia abstrata (fantasias, sonhos, imaginações) estaria mais próximo da consciência do que aquele que se expressa mais acentuadamente na polaridade orgânica? Neste caso, a idéia de alexitimia faria algum sentido. Na ausência de uma representação simbólica abstrata, o *Self* manifestaria uma disfunção por meio de uma simbolização mais regressiva, mais primitiva e mais organicista. Essa idéia baseia-se na tese desenvolvida por Conger (1988, p. 185), que afirma: "Os símbolos ou refletem a fisiologia arcaica do corpo ou são mais diferenciados, refletindo um caráter mais consciente".

Entretanto, na prática clínica, como já dissemos no capítulo anterior, muitos pacientes "organicamente" enfermos não demonstraram ser alexitímicos ou estar reduzidos a um pensar operatório.

Não podemos aqui reduzir símbolo ao verbal, como era comum na Escola Psicossomática de Paris. O fato de um paciente somatizar, como veremos, não significa que ele não simbolize, mas que essa simbolização acontece no plano somático. Seria um grande redutivismo restringir o processo de simbolização ao nível verbal ou abstrato.

É provável que o problema esteja na interligação da vida consciente-inconsciente. O paciente que se expressa somaticamente perdeu a conexão de seu corpo com seu inconsciente somático, de modo que a vida fantasiosa, eidética, encontra-se desconectada da vida orgânica. Isto é, esses pacientes têm uma vida simbólica, porém restrita e compulsiva.

Talvez aqui estejamos lidando com formas arcaicas de funcionamento mental, formas simbólicas pré-verbais, naturais no estágio infantil. Embora uma revisão teórica sobre o desenvolvimento da personalidade fuja do escopo deste trabalho, algumas observações se fazem necessárias.

O desenvolvimento do processo simbólico

Sabemos que os bebês reagem corporalmente ao medo ou à sensação de abandono. As estruturas psíquicas são construídas primeiramente nas reações psicofisiológicas. Podemos supor que, quando um adulto reage com um sintoma físico à sensação de abandono, ele revive um padrão infantil de comportamento, como uma criança, que, por não ter uma linguagem verbal, responde psicossomaticamente à dor emocional.

Jacoby (1999, p. 62), em seu estudo sobre o desenvolvimento da função simbólica, descreve as experiências do bebê como

> todo um espectro de sensações corporais; e, com elas, diferentes padrões de ritmo psicofisiológico que têm a ver não somente com seu próprio batimento cardíaco e o de sua mãe, mas tam-

A PSIQUE DO CORPO   59

bém com o ciclo de estados biológicos e emocionais pelos quais o recém-nascido passa durante um período de 24 horas.

Quando a relação mãe–bebê é suficientemente boa, a partir da matriz somatopsíquica inicial ocorrerá uma diferenciação progressiva na criança entre seu corpo e o corpo da mãe, o qual é a primeira representação do mundo externo. Os conteúdos psicológicos lentamente se diferenciam dos somáticos na psique infantil. Dentro do padrão normal, por meio da relação com a mãe a comunicação simbólica verbal desenvolve-se em harmonia com a corporal, complementando-a. A diferenciação psique–corpo estabelece-se paulatinamente e a relação mãe–bebê dá a base para a formação da função transcendente. Aos poucos os arquétipos se deintegram com as duas polaridades, tornando-se conscientes.

Também de acordo com Jacoby, pensar e fantasiar são possíveis somente após a emergência da capacidade de simbolizar, a qual ocorre após os 18 meses de idade. E o desenvolvimento dessa capacidade depende amplamente de um "espelho facilitador" e de "uma ótima dose de estimulação ambiental" (Jacoby, 1999, p. 71).

"Os bebês podem experimentar estados de prazer ou angústia, mas não têm uma imagem ou conceito desses estados. Isso torna a experiência emocional crua, não mediada, muito mais intensa e invasiva, o que aumenta sua necessidade de ser contida por um cuidador" (idem, p. 59).

Na vida adulta, podemos supor que a dificuldade de simbolizar no nível mais abstrato seria conseqüência da interrupção prematura da relação com a mãe, quaisquer que sejam os motivos. Desse modo, o medo – ou qualquer outra excitação –, em vez de se transformar em processo mental, fixar-se-ia no plano físico. A excitação não contida não pode ser representada no plano consciente e transduzida verbalmente. Ela não é compreendida, ou seja, não lhe é dado um significado; portanto, permanece somente como sensação corporal desagradável de apreensão e angústia.

Embora o paciente orgânico possa funcionar muito bem em certas áreas de sua personalidade, é possível perceber em alguns uma cisão entre corpo e psique. Como isso ocorre exatamente ainda não sabemos. Sabemos, no entanto, que é a mãe ou sua substituta quem decodifica verbal e gestualmente para o bebê tanto os estímulos externos quanto suas sensações corporais aparentes. A mãe, nesse contexto, funciona como protetora e decodificadora, realizando pela criança a função transcendente. É por meio dessa relação que o bebê aprende a identificar seu corpo de modo abstrato e a transduzir suas sensações corporais em sentimentos nomeados e idéias.

Uma vez que certos estados emocionais não puderam ter uma elaboração simbólica abstrata, eles podem se tornar fragmentos isolados de uma natureza puramente concreta (idem, p. 66) e uma cisão tenderia a ocorrer. Esta, segundo McDougall (1989, p. 43), pode ser resolvida de duas maneiras:

> A primeira leva a uma patologia autística, onde o corpo e seu funcionamento somático freqüentemente permanecem intactos, enquanto a mente se fecha ao mundo externo; e a segunda mantém a relação com o mundo externo intacta, com o risco de que o soma comece a agir de modo "autístico", isto é, desligado das mensagens afetivas da psique em termos de representações do mundo, deixando que poderosas representações de coisas procurem uma expressão não-verbal.

Poderíamos pensar então que nesses pacientes um complexo não é reconhecido no nível abstrato e, portanto, não pode ser expresso na fantasia, na imaginação ou no sonho. Por outro

A PSIQUE DO CORPO 61

lado, esse conflito pode levar a soluções alucinatórias, psicóticas, ou assumir uma expressão orgânica. Assim, o sintoma orgânico contém mensagens psíquicas que não têm uma representação abstrata acessível à consciência.

McDougall observa que os pacientes orgânicos "resistem em buscar os fatores psíquicos que nutrem sua vulnerabilidade psicossomática" (idem, p. 43). É como se esses pacientes lutassem, como fazem os pacientes neuróticos e psicóticos, para proteger suas criações somáticas.

Idéia semelhante foi desenvolvida por Fordham (1957). Segundo esse autor, a mãe, ao não fornecer a mediação psique–corpo à criança, faz que a função simbólica, transcendente, fique fixada no corpo, em vez de se transformar em fantasias e imagens que pudessem ser assimiladas pelo ego. É como se a memória emocional ficasse perdida no corpo e reaparecesse quando situações atuais espelhassem um conflito semelhante àquele que originou essa cisão. As duas polaridades do arquétipo ficam cindidas. Não há espaço para simbolizar verbalmente a dor emocional; daí ela ser vivida corporalmente. Nesse caso, a somatização corresponde a um *acting out* e a uma tentativa de integrar à consciência o instinto (arquétipo) reprimido. Mas, devido à dificuldade de expressão no nível mais consciente, o sintoma corporal permanece em repetição compulsiva e defensiva.

Essa hipótese foi confirmada por inúmeros casos clínicos em que o sentimento de medo está desligado da sensação fisiológica concomitante. Isto é, o paciente queixa-se de sintomas orgânicos sem se dar conta de que eles se referem a determinado sentimento conflitivo. Por exemplo, um paciente que tinha crises de taquicardia e hipertensão demorou a perceber que elas eram concomitantes com o sentimento de pânico (aparecimento de um complexo).

Por que uma pessoa com um conflito reage neuroticamente, enquanto outra o faz com uma doença somática, é uma questão que está longe de ser respondida. Entretanto, algumas hipóteses foram levantadas. Aqui é também necessário discriminar as causas que precipitam o sintoma da estrutura organizacional psíquica que reage somaticamente a um conflito. As centenas de estudos sobre estresse incluem-se na primeira dessas categorias.

Sintetizando, uma das hipóteses que podemos levantar é a de que os fenômenos psicossomáticos podem ser evitados onde organizações neuróticas emergem. A estrutura neurótica cria uma proteção, na forma de sintoma neurótico, para lidar com o conflito ou dor emocional, enquanto nos distúrbios orgânicos ocorre uma regressão a formas mais primitivas de relacionamento entre corpo e mente. A comunicação verbal dos estados afetivos está em geral desconectada de seus sintomas, de seu corpo. Aqui está presente uma forma arcaica de simbolismo em que o corpo fala. Um sintoma, nesse sentido, corresponde a uma representação simbólica de uma desconexão ou perturbação no eixo ego–*Self*, e pode ser corporal ("doença orgânica") ou psíquico ("doença mental").

Nesse contexto, temos de ressaltar a observação comum entre psicólogos e médicos de que entre os pacientes psicóticos as doenças do sistema imunológico, principalmente o câncer, seriam menos freqüentes, como se houvesse uma alternância entre a doença mental e a orgânica.

Vários estudos foram feitos na tentativa de esclarecer essa questão, e os resultados são bastante controversos. Enquanto, por exemplo, alguns autores defendem a idéia de que a morbidade por câncer é menor em pacientes com esquizofrenia, especialmente o câncer de pulmão (Craig e Lin, 1981; Rice, 1979), outros observaram incidências superiores (Ananth e Burnstein, 1977) ou iguais (Hussar, 1966; Odegard, 1967) aos do restante da população.

A PSIQUE DO CORPO   63

Numa revisão extensa da literatura, Harris (1988) atribui essa controvérsia a inúmeras questões metodológicas, entre elas o uso de medicação antipsicótica, que tem impedido a obtenção de conclusões mais esclarecedoras.

Mortensen (1989, 1994), um dos mais profícuos pesquisadores da área, desenvolveu várias pesquisas estudando a comorbidade na esquizofrenia. A maioria de seus resultados aponta para uma redução no risco de câncer em pacientes esquizofrênicos. Suas conclusões baseiam-se tanto em um longo estudo da população dinamarquesa quanto na análise independente de pacientes esquizofrênicos internados pela primeira vez.

No estudo feito por Gulbinat *et al.* (1992) em três cidades, Aarhus (Dinamarca), Nagasaki (Japão) e Honolulu (Estados Unidos), encontramos alguns resultados bastante interessantes. Na cidade de Aarhus houve baixa incidência de dois tipos de câncer em especial – pulmonar e de próstata. Entre as mulheres esquizofrênicas, o risco para todos os tipos de câncer foi igual ou ligeiramente menor que o risco correspondente na população geral. Os dados para as cidades de Nagasaki e Honolulu não revelaram diferença significativa. Entretanto, os autores descobriram uma redução expressiva de câncer pulmonar tanto em homens quanto em mulheres esquizofrênicos na Dinamarca. Esse é um dado importante, uma vez que os esquizofrênicos tendem a fumar mais e por mais tempo e a consumir cigarros com maior teor de alcatrão.

A pesquisa mais recente sobre o assunto constitui o primeiro estudo de casos realizado no território americano. Cohen *et al.* (2002) demonstraram que há baixa probabilidade de incidência de câncer em pessoas diagnosticadas como esquizofrênicas, embora o nível de fumantes nesse grupo seja considerado elevado. Embora os autores levantem a hipótese de que essa descoberta seja devida ao uso de medicação neuroléptica, é preciso lembrar que dados semelhantes foram observados desde o começo do século XX – portanto, bem antes do início do uso desse tipo de medicação.

Parece que a relação negativa entre a esquizofrenia e o câncer também se repete em relação à artrite reumatóide. Numa extensa revisão da literatura sobre a incidência da doença em pacientes esquizofrênicos, Eaton *et al.* (1992) concluíram que a evidência de que existe uma relação negativa entre a esquizofrenia e a artrite reumatóide é muito alta, embora não conclusiva. Eles constataram uma comorbidade entre esquizofrenia e artrite reumatóide abaixo da esperada.

Concluindo, a hipótese de que há alternância entre a doença mental e a orgânica continua em aberto. Embora a maioria das pesquisas aponte para uma relação negativa entre esquizofrenia e doenças como câncer e artrite reumatóide, as dificuldades metodológicas têm impedido uma conclusão definitiva sobre o fenômeno. Até agora podemos dizer que há uma tendência à disfunção tanto no plano psíquico como no orgânico.

Algumas observações sobre a alternância entre sintomas esquizofrênicos e câncer podem ser encontradas em casos descritos na literatura científica e na prática clínica. Recentemente, com base no estudo do prontuário médico de uma paciente esquizofrênica crônica, observei que uma melhora nos seus sintomas mentais, apontada pelo seu psiquiatra, ocorreu ao mesmo tempo que um tumor maligno uterino foi detectado. De acordo com a enfermeira que a acompanhava, a paciente – uma mulher de 58 anos – permaneceu perfeitamente lúcida durante o tratamento. Entretanto, após receber alta de seu ginecologista, a paciente teve uma severa piora em sua doença mental.

O símbolo como o terceiro fator no fenômeno psique–corpo

Jung (1968, p. 394) dá continuidade ao estudo do fenômeno psique–corpo como um símbolo no seu trabalho sobre psicologia e alquimia, ao afirmar que o resultado do *opus* alquímico não deve ser procurado nem no corpo nem na psique, mas sim

> [...] num campo intermediário entre a mente e a matéria, isto é, num campo psíquico de corpos sutis, cuja característica é manifestar-se tanto na forma mental como na material. Obviamente, a existência desse campo intermediário cessa abruptamente no momento em que tentarmos investigar a matéria em si e por si mesma, à parte de todas as projeções, e (a matéria) permanece não-existente enquanto acreditarmos que sabemos qualquer coisa conclusiva sobre a matéria e sobre a psique. Mas, no momento em que o físico toca "regiões virgens e inalcançáveis" e quando a psicologia admite ao mesmo tempo que há outras formas de vida psíquica além das aquisições da consciência pessoal, em outras palavras, quando a psicologia toca a escuridão impenetrável, então o campo intermediário dos corpos sutis ressurge novamente e o físico e o psíquico são mais uma vez misturados numa unidade indissolúvel.

Em sua obra, os termos "corpo sutil", "corpo pneumático", "corpo-respiração", "corpo-interno" e *corpus glorificatus* são usados como sinônimos relativos. *Corpus subtile* é o corpo transfigurado e ressurrecto, isto é, um corpo que ao mesmo tempo era espírito (idem, p. 511). *Corpus glorificatus* ou *glorificationis* é aquele que sobrevive na ressurreição como forma de renascimento em um estado de incorruptibilidade (idem, 1975, p. 202), "um estado alcançado pelo herói como recompensa pela sua vitória" (idem, 1970, p. 513). Corpo-respiração é algo imaterial: sua característica principal é animar e ser animado e representa, portanto, o princípio da vida (idem, 1972, p. 390). "A substância que anima o segredo divino está em toda parte, inclusive no corpo humano" (idem, 1968, p. 421). "É uma substância pura e eterna, capaz e digna de ser unificada na *unio mentalis*" (idem, 1974, p. 774).

O corpo sutil também se confunde com o inconsciente somático. Nos seminários sobre Nietzsche, Jung afirma que o inconsciente só pode ser experimentado no corpo e que este é exclusivamente a manifestação externa do *Self* (idem, 1988).

Meir (1986), retomando a teoria do corpo sutil, considera que, embora ela não possa ser testada experimentalmente no momento, é nela que encontramos a solução para os problemas da relação psicofísica. Para o autor, o corpo sutil é um terceiro fator, maior que o corpo e maior que a psique, responsável pela formação de sintomas em ambos.

Mindell (1982, 1985) desenvolve um novo termo com base nesses conceitos: o "corpo onírico" (*dreambody*). Para ele, o corpo onírico provoca um campo de sensações, formado de percepções de alta intensidade, limitadas pelo tempo e espaço. O movimento e a dança, por exemplo, são formas de experimentar o não-ego, deixando que o *Self* dirija a movimentação. O corpo onírico também pode ser visto como "um conjunto de vórtices de energia mantidos juntos pela personalidade total". Mindell considera que a relação entre o corpo sutil e o corpo real é dada pelo corpo onírico, pois tanto um como o outro são aspectos do corpo onírico. A percepção do corpo onírico, por sua vez, depende de seu modo de expressão; algumas vezes ele pode aparecer como movimento, como sensação, como sonho, fantasia ou acidente, podendo o processo oscilar de uma manifestação mais concreta para outra mais abstrata. O trabalho psicoterapêutico leva a uma confluência entre o corpo real e o corpo onírico, pois este se aproxima cada vez mais do corpo real, emergindo ambos na criação da personalidade (Mindell, 1985).

Conceito semelhante desenvolve Sandner (1986), ao descrever o corpo subjetivo como o arquétipo pelo qual a psique influencia o corpo objetivo (real) e vice-versa. O corpo subjetivo é compreendido como a representação na psique das emoções corporais e da sexualidade, e forma uma imagem muito particular e simbólica, envolvendo áreas ou ações específicas do corpo.

O corpo de que tratam esses autores é a expressão do arquétipo do homem original, de seu esquema corporal, conforme Neumann (1973), e é este o corpo simbólico segundo Byington (1988). Para este autor, o corpo participa da psique por meio dos símbolos estruturantes que expressam suas particularidades. A assimetria e a polaridade dentro–fora, entre outros, são aspectos do corpo simbólico que estruturam a consciência dando-lhe forma e limites. O corpo simbólico, definido como o conjunto de significados psicológicos do corpo somático, pode ser vivido passiva ou ativamente. Quando é constelado passivamente, temos, por exemplo, a formação de sintomas e o surgimento de fantasias; quando é vivido ativamente, temos o estabelecimento de uma relação com o símbolo emergente, integrando-o na consciência. Além disso,

> [...] cada um dos cinco aparelhos ou sistemas corporais (respiratório, digestivo, cardiovascular, neuroendócrino e locomotor) afeta de forma característica um sem-número de símbolos que estruturam tipicamente nossa identidade e nossa forma de estar no e conhecer o mundo. (Byington, 1988, p. 29)

68 DENISE GIMENEZ RAMOS

Com esses conceitos, resgata-se o símbolo como o terceiro fator na polaridade mente–corpo. Corpo sutil, corpo pneumático, inconsciente somático, corpo onírico, corpo subjetivo e corpo simbólico são conceitos que se referem a um terceiro fator que transcende a dicotomia psique–corpo: o símbolo.

Sintetizando, o símbolo é a expressão da percepção do fenômeno psique–corpo, feita por meio da percepção das alterações fisiológicas e das imagens referentes, sincronicamente. Um complexo tem sempre uma expressão simbólica corpórea, por intermédio da qual podemos ter a chave para a compreensão da doença. Nesse caso, o símbolo aponta uma disfunção, um desvio que precisa ser corrigido quando a relação entre o ego e o *Self* se altera.

No trabalho de Groddeck, considerado por muitos o pai da medicina psicossomática, encontramos a mesma idéia. Para ele, a doença não existe como entidade, mas somente como expressão da totalidade do homem, como expressão do "isso" (id). Curar significa "interpretar corretamente o que essa totalidade está tentando expressar através dos sintomas e ensinar-lhe um modo menos doloroso de auto-expressão" (Groddeck, 1992, p. 173).

Vários autores, inclusive Reich (1954/1955), tentaram estabelecer uma correlação entre sintomatologia orgânica e psíquica com base em idéia semelhante. Entretanto, na medida em que tentaram estabelecer relações fixas e universais entre corpo e mente, criaram um sistema rígido e reducionista. Na mesma situação encontram-se Temoshok e Dreher (1992) (câncer e personalidade Tipo C) e Friedman e Rosenman (1974) (doenças cardíacas e personalidade Tipo A), assim como outros pesquisadores que tentaram estabelecer uma relação entre traços de personalidade e doença.

A função transcendente
e a teoria da transdução

Rossi (1986, p. 11) escapa dessa postura ao propor uma teoria psicobiológica da comunicação mente–corpo, em que o símbolo está presente por meio da palavra ou do placebo, com o uso de técnicas hipnóticas. Ele define consciência como "um processo de transdução auto-refletiva da informação".

A teoria da transdução trata da conversão ou transformação de energia ou informação de uma forma em outra. Aqui, o corpo humano é visto como uma rede de sistemas informativos (genético, imunológico, hormonal, entre outros). Cada um desses sistemas tem seu código, e a transmissão de informações entre os sistemas requer que algum tipo de transdutor possibilite a conversão de códigos de um sistema para o outro.

A mente, por ter capacidade de simbolizar na forma lingüística ou extralingüística, pode também ser considerada um meio de codificação, processamento e transmissão de informação do organismo – psique e soma. O paciente orgânico, como vimos, codifica seu conflito preferencialmente no sistema somático.

A questão, então, é: como a informação, recebida e processada, por exemplo, no nível semântico, pode ser transduzida em informação apta a ser recebida e processada no nível somático, e vice-versa?

Rossi responde a essa pergunta investigando a técnica da hipnose como facilitadora do processo de transdução da informação mente–corpo, baseando-se principalmente em estudos sobre o sistema límbico-hipotalâmico, que ele considera o maior transdutor psique–corpo.

O conceito de símbolo como "máquina transformadora de energia", proposto por Jung (1970), pode ser aqui compreendido

70 DENISE GIMENEZ RAMOS

como a máquina transdutora pela qual a informação de um sistema (por exemplo, imunológico) pode ser transduzida para o sistema consciente, e vice-versa. Rossi (1986, p. 29) chega a afirmar que "o sonhador lúcido é o indivíduo que consegue usar um certo grau de planejamento consciente e controle voluntário para transduzir respostas mentais em respostas fisiológicas". Isto é, esse indivíduo consegue, além de controlar alguns de seus estados oníricos, ter acesso a certas funções psicofisiológicas.

De acordo com Jung (1972, p. 619),

> A alma e o corpo são presumivelmente um par de opostos e, como tais, são a expressão de *uma só* entidade cuja natureza não se pode conhecer nem a partir das manifestações materiais exteriores nem através das percepções interiores e diretas. [...] Externamente, este ser é um corpo material mas, considerado do interior, parece constituído de uma série de imagens das atividades vitais que têm lugar no organismo.

Nesse sentido, o símbolo informa os acontecimentos orgânicos. Essa idéia encontra algum substrato na casuística de pacientes que relatam sonhos indicativos de doenças orgânicas muito antes que estas sejam percebidas.

Certa vez, uma de minhas pacientes sonhou que tinha um novelo de artérias e veias enrolado em seu pé esquerdo. Ela acordou aos gritos quando, no sonho, o médico ameaçou cortar o novelo para abri-lo. Suas associações não explicavam de modo algum o sentido desse sonho. Intrigadas, continuamos a terapia, até que, cerca de vinte dias depois, ela foi diagnosticada com um angiossarcoma, um tipo raro de câncer das veias e artérias. Nesse momento a paciente lembrou-se do sonho que havia permanecido em suspenso. Outra paciente sonhou com caranguejos que subiam pelo peito e foi imediatamente levada ao oncologista, que diagnosticou câncer de mama. Neste caso, a imagem foi mais facilmente interpretada devido à associação das palavras "câncer" e "caranguejo" nas línguas latinas (*cancro* significa tanto a doença como o animal). Nesse sentido, observações mais profundas do mundo onírico podem permitir um diagnóstico preliminar mesmo antes da manifestação visível de uma doença.

O uso da função transcendente no processo terapêutico coincide com o método de transdução descrito anteriormente:

> Na intensidade da perturbação emocional está o seu valor, a energia que ele [o paciente] deve ter à sua disposição a fim de remediar o estado de reduzida adaptação. Nada se consegue ao reprimir esse estado ou desvalorizá-lo racionalmente. A fim, portanto, de obter a posse da energia que está em lugar errado, ele deve tomar o estado emocional como base ou ponto de partida para o procedimento. Ele deve tornar-se tão consciente quanto possível de seu humor, mergulhando nele sem reservas e anotando no papel todas as fantasias e outras associações que emergirem. [...] [Esse trabalho] cria uma nova situação, pois o afeto anteriormente não-relacionado torna-se uma idéia mais ou menos clara e articulada, graças à assistência e cooperação da mente consciente. Este é o começo da função transcendente, isto é, da colaboração dos dados conscientes e inconscientes. (Jung, 1972, p. 167)

Jung prossegue descrevendo vários métodos – tais como a imaginação ativa, o uso de pintura e argila –, denominados *amplificações*, pelos quais podemos fazer essa transição (transdução) de conteúdos inconscientes, sintomas orgânicos ou emocionais para o plano consciente.

Lembramo-nos aqui dos limites da técnica psicanalítica nessa área. McDougall (1989), ao considerar os sintomas orgânicos como representações pré-simbólicas, enfatiza a necessidade terapêutica de levá-las para o plano verbal, subestimando o valor da imagem e perdendo com isso um valioso material.

Sincronicidade

Implícito no conceito de doença e de símbolo, como foi aqui descrito, temos o conceito de sincronicidade.

Sincronicidade refere-se à existência de dois ou mais fenômenos que ocorrem ao mesmo tempo, sem relação de causa e efeito entre si, mas com relação de significado. Os fenômenos da sincronicidade mostram que o não-psíquico pode se comportar como o psíquico e que o psíquico pode se comportar como o somático, sem que haja qualquer relação causal entre ambos.

Com esse conceito, podemos perceber melhor que uma imagem não causa determinada sensação e que determinada sensação não leva à formação de uma imagem, mas que ambas estão presentes simultaneamente no organismo, conscientemente ou não. Na medida em que psique e corpo formam um par de opostos, sua relação não pode ser percebida somente como de causa e efeito. Este terceiro, o fator transcendente a que chamamos símbolo, quando na consciência, revela que a "psique e a matéria são aspectos diferentes de uma única e mesma coisa" (Jung, 1972, p. 418).

Portanto, toda e qualquer doença tem uma expressão no corpo e na psique simultaneamente. O que leva um paciente a procurar um médico ou psicólogo nos nossos dias é o grau de sofrimento em uma polaridade.

A abordagem finalista e o mecanismo de compensação

Jung propõe a abordagem finalista junto com o método de amplificação para melhor compreendermos o fenômeno inconsciente. Para ele, a finalidade básica tanto da neurose quanto de qualquer manifestação do inconsciente é compensar uma atitude unilateral da consciência, revelando a atitude necessária para que o ego possa integrar o material reprimido.

Estendendo esse conceito para o campo da doença orgânica, diríamos que esta é uma expressão simbólica que visa compensar uma atitude unilateral da consciência. A doença orgânica é uma reação do organismo, uma compensação, com a finalidade de levar o indivíduo a integrar o reprimido, religar o ego ao seu eixo com o *Self*.

Para Ziegler (1983, pp. 23-4), que desenvolveu extensamente essa tese, a compreensão de uma doença somente será completa quando deixarmos o chão sólido da medicina empírica, pois

> a experiência tem mostrado que categorizar patologias de acordo com entidades de doença não nos permite uma apreciação da dinâmica mútua entre saúde e doença. Podemos falar de *imagens de doenças* e não de construtos empíricos em que os sintomas são mais ou menos juntados arbitrariamente, na base da freqüência estatística e, se possível, relacionados com um agente causal particular. (Ziegler, 1983, pp. 23-4)

Nesse contexto, a somatização é o limite imposto pela natureza diante de um excesso de energia canalizado unilateralmente. A natureza contrabalança essa tendência utilizando o corpo, como se buscasse um meio mais efetivo para realizar suas metas. "A in-

74 DENISE GIMENEZ RAMOS

sensibilidade de nossa saúde determina nossas doenças. Nossa falta de preocupação ou atenção pode ir até certos limites" (idem, 1983, p. 13).

Aqui, os fatores causais, genéticos ou sociais são considerados instrumentos pelos quais age o mecanismo compensatório. Uma reação alérgica, por exemplo, decorrente da manipulação de uma substância no trabalho, pode revelar hipersensibilidade inflamatória inconsciente a esse trabalho, expressa pela alergia. Essa "somatização" pode então ser compreendida como uma forma de compensação que leva o doente a retificar uma relação exageradamente unilateral com o seu ambiente.

Com essa conceituação analítica resgatamos a problemática psique–corpo e a situamos dentro do moderno modelo científico holístico.

A seguir, apresentaremos uma síntese desse modelo, desenvolvido na teoria analítica, para aplicá-lo na compreensão e no tratamento de doenças orgânicas.

3

A DOENÇA COMO EXPRESSÃO SIMBÓLICA: UMA NOVA PROPOSTA

Uma coisa, no entanto, gostaria de lhe solicitar, qual seja, que abandone a distinção entre "mental" e "orgânico" ao se corresponder comigo... em essência, ambos significam o mesmo, ambos estão sujeitos às mesmas leis da vida, ambos têm suas raízes na mesma vida.
(Groddeck, 1949, p. 119)

Ao reconhecer no aparato psíquico o elemento transcendente, transdutor, a psicologia analítica retoma a questão do significado da doença – tanto física quanto mental – e introduz uma nova metodologia de acordo com os parâmetros científicos atuais.

O conceito de símbolo como o terceiro fator no fenômeno psique–corpo, assim como o ponto de vista finalista e o mecanismo de compensação, complementa a questão da dualidade e da causalidade psicofísica e torna ultrapassado o uso do termo "psicossomatização". Embora na prática clínica seu uso seja quase inevitável, temos de lembrar que essa expressão nos remete a uma tradição biomédica, clássica, mecanicista e redutivista. É necessário um esforço constante para não esbarrarmos na falácia de um modelo superado muito mais na teoria do que na prática.

Para fins didáticos, podemos assim resumir as idéias desenvolvidas no capítulo anterior:

1. Os primeiros testes de associação provaram que todas as emoções e fenômenos psíquicos têm um correlato fisiológico.

O desenvolvimento técnico da instrumentação na área da fisiologia tem provado cada vez mais esse fato, assim como centenas de pesquisas que mostram a relação entre estresse e alterações fisiológicas.

2. Os sintomas somáticos ou psíquicos têm origem nos complexos. A constelação de um complexo provoca uma alteração no nível fisiológico e psicológico sincronicamente, tenha o indivíduo ou não percepção dessas alterações.

3. Todo complexo tem um padrão específico de imagens e sensações, as quais têm raiz no arquétipo. Por essa razão, as manifestações fisiopatológicas e psicopatológicas de um complexo têm certa universalidade. Aqui entram os estudos que tentam correlacionar traços de personalidade com doença e têm revelado resultados interessantes.

4. O complexo egóico forma-se ao longo do eixo ego–*Self* e se desenvolve por meio do processo de deintegração e da função simbólica, também chamada de função transcendente ou função transdutora. Um complexo secundário é um desvio no desenvolvimento do eixo ego–*Self* e também se manifesta simbolicamente.

5. O arquétipo pode ser experimentado como um dinamismo fisiológico passível de entrar na consciência como imagem, de modo que psique e corpo são aspectos diferentes do arquétipo, pois este está além da esfera psíquica. Nesse sentido, existe uma graduação, um espectro, com os conteúdos instintivos numa ponta e a consciência na outra. O dinamismo do instinto está, como afirma Jung (1972, p. 414), na parte infravermelha do espectro, enquanto a imagem do instinto se localiza na parte azul. A realização e assimilação do instinto nunca acontecem no ponto vermelho, isto é, pela absorção na esfera instintiva, mas somente por meio

da integração da imagem que significa e, ao mesmo tempo, invoca o instinto.

6. A natureza real do arquétipo, por ser transcendente, não é passível de ser conscientizada. Ela se encontra na parte ultravioleta do espectro, mistura do azul com o vermelho. Tudo que sabemos sobre os arquétipos são visualizações, inferências ou concretizações que pertencem ao campo da consciência.

7. Tanto a saúde quanto a doença podem ser vistas como representações simbólicas da relação ego–*Self*.

8. Toda e qualquer doença é um símbolo, o qual revela uma disfunção no eixo ego–*Self*. A compreensão dos sentidos do símbolo aponta para a correção a ser feita (mecanismo de compensação). Retomamos, desse modo, os antigos modelos de cura sem nos fixar a eles.

9. O sintoma-símbolo compensa o "erro" e aponta sincronicamente a "correção" a ser feita, isto é, o conteúdo inconsciente que precisa ser integrado à consciência.

10. No indivíduo doente, as impressões sinestésicas, sobre as quais se baseiam o ego e os complexos, estão cindidas de suas representações abstratas.

11. No paciente que expressa essa disfunção com uma simbologia orgânica, podemos levantar a hipótese de que, em decorrência de uma problemática na relação primária, sua vida fantasiosa tenha-se cindido das impressões sinestésicas e portanto se expresse por um funcionamento simbólico pré-verbal. Outra hipótese é que a consciência tenha dificuldade de integrar o símbolo emergente devido à complexidade nele envolvida. Situações existenciais profundas ou traumáticas podem trazer certos questionamentos que o ego, não conseguindo integrá-los no plano abstrato, é induzido a somatizar.

12. A doença-símbolo pode ser transduzida em diferentes sistemas, todos provavelmente sincrônicos e expressão do mesmo arquétipo. Para compreendermos o significado desse símbolo, a busca de suas origens não é suficiente; devemos procurar compreender sua finalidade – isto sim é imprescindível. O "por quê" e o "para quê" complementam-se e ampliam nosso conhecimento.

Lembramos aqui que etimologicamente a palavra "símbolo" tem sua origem no grego *synballein* (*syn*, junto + *ballein*, atirar), que significa união dos opostos, unir o conhecido com o desconhecido, o inconsciente. A palavra "sintoma" vem de *syn* + *piptõ* (*syn*, junto + *piptõ*, queda), que quer dizer "duas coisas que se unem em queda" (Funk e Wagnalls, 1950), enquanto "clinicar" significa "inclinar-se sobre aquele que está caído" (isto é, o doente com sintoma). Na medida em que o símbolo implica a união de algo consciente com algo inconsciente, ele sempre provoca emoção, isto é, um "movimento para fora" (e + moção), movimento do sistema nervoso vegetativo, simpático e parassimpático. Dessa forma, temos aqui a chave da psicossomática: por meio do símbolo atingimos as camadas orgânicas profundas e inacessíveis à consciência[1].

Ao final destas ponderações, podemos dizer que o sintoma orgânico pode corresponder a uma cisão na representação de um complexo/arquétipo em que a parte abstrata/psíquica ficou reprimida. Ao ficar desconectado do ego, esse sintoma se repetirá compulsivamente como uma tentativa de se integrar à consciência, a fim de que o processo de individuação prossiga.

Veremos aqui como a conscientização da polaridade abstrata desse complexo – isto é, a transdução do símbolo de sua polaridade orgânica patológica para a polaridade psíquico-abstrata – provoca a diminuição de sua expressividade patológica orgânica. Os casos clínicos ilustrarão como a transdução do símbolo de sua polaridade orgânica patológica para a psíquico-abstrata provoca uma diminuição do sintoma, melhorando a saúde do paciente. Sabemos que no tratamento das neuroses e psicoses o método de amplificação do sintoma-símbolo leva à ampliação da consciência e à maior integração de conteúdos inconscientes no ego, transformando a relação ego–*Self*. Essa amplificação pode se dar no nível individual e/ou coletivo. Enquanto no nível coletivo isso ocorre pelo estudo comparativo de mitos, contos, folclore, arte e religião, no nível pessoal usamos a objetivação do sintoma e a imaginação ativa.

A proposta aqui é observar, ao longo do processo psicoterapêutico, o efeito que a aplicação do modelo analítico provoca no desenvolvimento do sintoma orgânico. Nossa hipótese pode ser resumida da seguinte maneira:

1. A doença orgânica pode ter uma finalidade e um significado.
2. Esse significado, em alguns casos, é um símbolo.
3. A compreensão e a integração do símbolo na consciência levam a uma melhora no quadro de saúde geral do paciente.

Para comprovar tal hipótese, utilizaremos o estudo de pesquisas de psicossomática, uma vez que eles nos fornecem subsídios para a observação do fenômeno psique–corpo. Assim, utilizaremos esses dados na compreensão dos casos clínicos apresentados mais adiante.

4

ANÁLISE CRÍTICA DE PESQUISAS EM PSICOSSOMÁTICA

[...] nem seria a vida moderada mais temperante que a não moderada, visto termos assentado em nossas considerações que a temperança é admitida por nós como algo belo e nobre, e a vida não moderada sendo tão bela quanto a moderada.
(Platão, 380 a.C.)

O estudo da relação psique–corpo e da influência das experiências emocionais, da personalidade e do estilo de vida sobre a saúde remonta, como vimos, à Antiguidade. A relação desses fatores com suscetibilidade à doença e sua evolução é um fato encontrado nas mais diferentes observações clínicas.

Entretanto, como foi observado anteriormente, a descoberta dos agentes patogênicos como causa das doenças infecciosas, há cerca de um século, levou o foco principal das pesquisas para o modelo biomédico e farmacológico. Poderíamos dizer que somente nos últimos trinta anos tem havido um ressurgimento progressivo e acelerado do interesse pelos fatores emocionais nas doenças em geral, principalmente nas doenças cardíacas, auto-imunes e no câncer.

Um levantamento das pesquisas realizadas na área da psicossomática nos últimos vinte anos revela a riqueza e o florescimento que esta vem demonstrando. Embora, como já foi dito, não exista um corpo teórico que dê subsídio a tais pesquisas, a grande maioria revela dados bastante significativos.

As evidências de uma intersecção psicofisiológica estão se acumulando e, segundo Myers e Benson (1992), podemos dividi-las em três diferentes categorias. Na primeira estariam as inúmeras correlações entre fatores psicológicos e efeitos fisiológicos. Nela são encontradas as pesquisas que tentam estabelecer uma relação entre uma tipologia e uma doença. Ou, por exemplo, a observação da resposta de relaxamento decorrente de padrões específicos de pensamento que resultam em alterações fisiológicas, tais como diminuição do consumo de oxigênio, eliminação do dióxido de carbono e mudanças na pressão arterial. Outro exemplo: a presença de um acompanhante antes e durante o parto diminui a quantidade de tempo entre a admissão e o parto, assim como a quantidade de problemas perinatais.

Um dos fenômenos mais interessantes nessa primeira categoria é o efeito placebo. Considerado meramente parte do desenho experimental para a testagem de uma nova droga, o efeito placebo até recentemente foi em si mesmo desprezado. Hoje, centenas de estudos com placebo vêm sendo desenvolvidos, comprovando a atuação dos fatores psíquicos sobre o corpo (veja o Apêndice, p. 203).

Uma segunda categoria de pesquisa estuda as correlações entre um evento psicológico e um efeito biomolecular. Veremos, por exemplo, que os linfócitos de viúvos em luto apresentam uma marcada redução de atividade quando comparados com os dos sujeitos de um grupo controle.

A terceira categoria de pesquisa, que vem crescendo sistematicamente em anos recentes, ocorre no nível celular. Rossi (1986), entre outros pesquisadores, tem demonstrado como se desenvolve a intercomunicação entre os sistemas nervoso, endócrino e imunológico. Células imunológicas carregam receptores hormonais e substâncias semelhantes ao hormônio originam-se nas células imunológicas. Esse tipo de pesquisa começa a revelar alguns possíveis caminhos da interação psicofisiológica no nível orgânico.

Neste capítulo vamo-nos concentrar basicamente em pesquisas sobre doenças cardiovasculares, artrite reumatóide e câncer, que se encontram na primeira categoria, e faremos também algumas referências a pesquisas da segunda. Esta revisão não tem a menor pretensão de esgotar o profícuo campo em que se desenvolvem esses estudos. Citaremos apenas aqueles que melhor substanciam, mesmo que indiretamente, o ponto de vista analítico.

Doenças cardiovasculares e fatores psicológicos

Friedman e Rosenman (1974), ao descreverem os fatores neurogenéticos na patogenia das doenças cardíacas coronarianas (DCC), inauguraram um fértil campo de pesquisas que hoje provavelmente constitui a área de maior atividade de pesquisa científica. Estudando pacientes cardíacos, os autores elaboraram um construto multidimensional caracterizado por:

- comportamentos orientados para a excelência do desempenho de modo muito determinado;
- envolvimento excessivo com o trabalho;
- sentimentos exagerados de urgência de tempo;
- agressividade;
- competitividade;
- impaciência;
- vigorosa atividade lingüística e motora.

Segundo esses autores, esse conjunto de comportamentos forma um traço de personalidade que chamaram Tipo A, o qual tem alta correlação com doenças cardíacas. Outros autores indicam, inclusive, que os homens do Tipo A apresentam elevação significativa no nível de excreção de testosterona glucuronide, que pode explicar a elevada incidência de DCC em homens desse grupo (Zumoff *et al.*, 1984). Vários estudos que se seguiram a este utilizaram testes de personalidade, tais como o Multiple Multiphase Personality Inventory (MMPI) e a Cook-Medley Hostility Scale (CMHS). Além desses, foi desenvolvida uma entrevista estruturada para diferenciar os pacientes cardíacos da população normal. No entanto, à medida que os estudos foram aprimorados, um único traço tornou-se mais evidente: o de hostilidade, que até certo ponto congrega alguns desses comportamentos, conforme veremos a seguir.

Hostilidade e raiva

As pesquisas de Dembroski *et al.* (1985), Costa *et al.* (1987), Siegman, Dembroski e Ringel (1987) e Hecker *et al.* (1988) sobre o fator psicológico de risco em DCC apontam para o traço de *hostilidade antagônica*, definida como "um estilo de interação interpessoal desagradável e/ou não-cooperativo, o qual inclui expressões de arrogância, argumentação, rispidez e mau humor". Foi descoberto que os indivíduos com alto nível desse traço têm, por exemplo, maior dificuldade para se recuperar do estresse, com tendência a um considerável aumento da pressão arterial.

Outros estudos revelam que sujeitos com alto e baixo grau de hostilidade mostram diferenças quanto à reatividade cardiovascular durante episódios de grande conflito interpessoal. Suarez e Williams (1990) mostraram que homens muito hostis têm tendência a maior pressão sistólica durante cenas de grande conflito emocional porque reagem rapidamente com irritação e raiva. Outros resultados também revelam que a raiva e a irritação levam a grandes mudanças nos parâmetros cardiovasculares, principalmente em indivíduos com alto grau de hostilidade. Nos estudos de Williams *et al.* (1991), Chesney *et al.* (1990) e Van Egeren e Sparrow (1990) há evidências para sugerir um vínculo significativo entre freqüência da raiva e DCC. Indivíduos hostis, que diariamente se envolvem em conflitos interpessoais, teriam maior risco do que aqueles que vivem em ambientes menos desafiadores, concluem os autores. Os resultados são mais válidos para homens na faixa de 35 a 55 anos de idade (Engebretson e Matthews, 1992).

Num estudo prospectivo de 35 anos de duração, realizado pela Universidade de Harvard, foram estudados 126 alunos universitários para determinar o valor preditivo dos padrões psicofisiológicos anteriormente registrados, em resposta à experimentação de estresse em laboratório. A variável mais confiável para o aumento da suscetibilidade à DCC foi a de "alta ansiedade", definida aqui como decorrente de impulsos hostis projetados sobre os outros. Também foram significativas as expressões intra e extrapunitivas associadas a culpa difusa (Russek *et al.*, 1990).

Durante 25 anos os pesquisadores Almada *et al.* (1991) estudaram 1.871 empregados (homens) de meia-idade da Western Electric Company utilizando o MMPI. O único traço que obteve uma correlação positiva com a morte por DCC foi o de cinismo, aqui descrito como antagonismo crônico, teimosia, caráter rude e vingativo. Os estudos de Jamner *et al.* (1991) e Pope e Smith (1991) também demonstram que homens cronicamente hostis e mais defensivos apresentam maior reatividade cardiovascular e neuro-hormonal, a qual, por sua vez, pode deflagrar ou piorar uma DCC. Outros estudos, tais como os de Jorgensen *et al.* (2001) e Niaura *et al.* (2002), sustentam esse achado. Ambos descobriram que a hostilidade sozinha ou combinada a maior tendência ao isolamento social está relacionada com o desenvolvimento de DCC.

É possível que a hostilidade, caracterizada por pensamentos cínicos e degradantes, possa elevar o risco de DCC devido ao aumento da expectativa de que ocorrerão eventos que exigirão uma resposta de raiva. Isso provavelmente aumentaria a exposição do sujeito a um risco de desenvolvimento de DCCs geradas pela raiva. Do mesmo modo, pesquisas que investigam a relação da raiva com a incidência de DCC mostram que tanto a "raiva para fora" (*anger out* – a tendência a expressar os sentimentos contra outra pessoa durante um episódio de raiva extrema) como a "raiva suprimida" (a tendência a reprimir ou não expressar os sentimentos durante um episódio de raiva extrema) são fatores que predispõem à ocorrência de doenças cardíacas isquêmicas (Gallacher *et al.*, 1999).

Nessa mesma linha de pesquisa, um estudo realizado na Austrália por Atchison e Condon (1993) indicou que a experiência de raiva súbita com grande expressão verbal (isto é, a explosão verbal da raiva) era o fator psicológico que mais aumentava a probabilidade de ocorrência de uma DCC. Outra interessante observação, feita por Siegman *et al.* (2000), é que a expressão explosiva de raiva e autoritarismo é um fator de risco cardiovascular em homens, ao passo que as expressões mais sutis de antagonismo (desafio indireto) são fatores de risco cardiovascular em mulheres.

Parece haver claramente uma íntima relação entre hostilidade e raiva na incidência de DCC, sendo a hostilidade considerada um fator de risco de infarto do miocárdio e de morte. Esses resultados foram observados em ambos os sexos (Lahad *et al.*, 1997; Chaput *et al.*, 2002) e em diferentes culturas, como na Dinamarca (Barefoot *et al.*, 1995) e no México (Gloria *et al.*, 1996), o que nos leva a confirmar a hipótese de que esses fenômenos são de natureza psicológica, independentemente das características do ambiente cultural. Na Holanda, por exemplo, Meesters e Smulders (1994) investigaram pacientes que passaram pelo primeiro episódio de infarto do miocárdio, e estes foram posteriormente comparados com um grupo controle. Os resultados sugerem que a hostilidade constitui um indicador de risco apenas para o primeiro infarto de miocárdio nos homens abaixo de 50 anos de idade.

Podemos concluir que uma evidência convergente obtida em estudos que utilizam diferentes instrumentos sugere que o único componente predisponente do padrão de comportamento Tipo A é a hostilidade.

Esse tipo de estudo levou ao desenvolvimento de técnicas de modificação de comportamento, cujo objetivo básico é controlar ou eliminar todas as manifestações de hostilidade por meio de reforçamento e punição, exercícios respiratórios e aumento da auto-estima (Ulmer e Friedman, 1984). Embora essas técnicas possam surtir algum efeito, o grande problema é que, ao lidar somente com o sintoma na polaridade concreta, elas deixam o paciente vulnerável aos dinamismos inconscientes que ocorrem paralelamente a esse comportamento. Elas controlam o comportamento e a doença, mas não promovem a cura.

Poderíamos ver o traço *hostilidade* apenas como um aspecto da *persona* que atua defensivamente, levando a um desenvolvimento unilateral da consciência. O fato de que esses indivíduos tenham uma relação agressiva e hostil com o meio pode ser tão-somente a melhor expressão de um complexo específico, e como tal deve-se lidar com ele para que uma cura possa acontecer.

88 DENISE GIMENEZ RAMOS

Depressão e ansiedade

Há evidências cumulativas de que outras emoções negativas, tais como depressão e ansiedade, podem preceder o início de síndromes coronarianas agudas e influenciar o curso dessas doenças após seu surgimento (Appels, 1997; King, 1997; Kaufmann *et al.*, 1999; Williams *et al.*, 2002; Wulsin e Singal, 2003).

Frasure-Smith *et al.* (1999), por exemplo, demonstraram que a depressão durante a internação hospitalar após um infarto do miocárdio é um fator predisponente de mortalidade cardíaca em um ano, tanto para homens quanto para mulheres. Esse impacto é em grande parte independente de outros fatores de risco depois do infarto do miocárdio. Em um estudo realizado por Lespérance *et al.* (1996), foi observado que 40% dos pacientes que tinham um histórico anterior de depressão morreram em questão de doze meses, enquanto isso aconteceu a somente 10% dos pacientes que estavam passando pelo primeiro episódio de depressão. Parece que a depressão não só é um fator de risco considerável para a mortalidade e morbidade cardíaca em pacientes com DCC como afeta indicadores mais gerais de estresse, incapacitação e qualidade de vida (Sirois e Burg, 2003).

Ao comparar ansiedade e depressão, Strik *et al.* (2003) relatam que, conquanto ambas sejam associadas com eventos cardíacos, a ansiedade sozinha pode ser considerada um fator predisponente de eventos cardíacos e do aumento dos gastos com a saúde. Os autores sugerem que pode haver relações mais diretas entre estados emocionais e funcionamento do sistema nervoso parassimpático, sistema imunológico e variabilidade da freqüência cardíaca. Uma redução da variabilidade da freqüência cardíaca, vista aqui como falta de habilidade para responder por meio de variabilidade e complexidade fisiológicas, torna o indivíduo fisiologicamente rígido e, portanto, mais vulnerável. Esse fenômeno também foi observado por Horsten *et al.* (1999), que descobriram que a variabilidade da freqüência cardíaca é menor em pessoas que são socialmente isoladas e incapazes de falar com os outros para aliviar a raiva.

É altamente provável que nesses exemplos deparemos, de fato, com a ativação de um complexo, o qual, além de provocar as mudanças fisiológicas mencionadas, revela simultaneamente atitudes defensivas, tais como ansiedade, demonstrações exageradas de raiva e isolamento social.

Apoio social

Recentemente, temos testemunhado um crescente interesse no impacto que o apoio e os vínculos sociais têm sobre a DCC (Cohen e Syme, 1985; Cohen, 1990). A linha de pesquisa que ajuda a esclarecer esse ponto tem buscado estabelecer uma relação entre apoio social, fadiga no trabalho e reatividade cardiovascular. Em suma, podemos concluir que, quando o indivíduo tem apoio emocional, a probabilidade de sofrer um infarto do miocárdio durante situações de estresse é menor (Gerin *et al.*, 1992).

O apoio social parece oferecer uma estabilidade que protege o indivíduo em momentos de transição e estresse. Gore (1978) estudou 110 homens que perderam o emprego por ocasião do fechamento de uma fábrica e descobriu que aqueles que receberam forte apoio de suas esposas, parentes ou amigos tiveram menos problemas cardíacos do que aqueles isolados. Kamarck *et al.* (1990) provaram que, mesmo em situações experimentais, os sujeitos de pesquisa que estavam sozinhos mostraram uma reatividade do ritmo cardíaco maior do que aqueles que estavam acompanhados durante uma situação estressante. A presença de um amigo teve um efeito calmante sobre a atividade cardíaca.

Um estudo realizado na Suécia ao longo de dez anos examinou o significado dos riscos psicossociais e médicos em 150 homens suecos, concluindo que o fator independente que previa com maior precisão a mortalidade era a falta de apoio social (ou isolamento social), observada principalmente no Tipo A (Orth-Gomér e Undén, 1990). Provavelmente, devido às atitudes e aos comportamentos hostis, os indivíduos desse tipo rejeitam e são rejeitados em contatos sociais, e têm poucos ou nenhum relacionamento afetivo.

Outra fonte de informação a esse respeito são as estatísticas que apontam suscetibilidade à doença duas a três vezes maior nos indivíduos solteiros, separados, divorciados ou viúvos (Lynch 1977, 1985). Matthews e Gump (2002) observaram que rompimentos matrimoniais aumentam o risco de mortalidade após o processo de oficialização do divórcio em homens, enquanto Gallo *et al.* (2003) provaram que o casamento parece conferir benefícios saudáveis às mulheres, mas somente quando a satisfação matrimonial é elevada. De acordo com Orth-Gomér *et al.* (1990), o estresse matrimonial (e não o do trabalho) oferece prognósticos ruins a mulheres entre 30 e 65 anos com DCC. Porém, após um estudo comparativo com uma população controle (Wamala *et al.*, 2000, 2001), parece que a exposição constante a desvantagens socioeconômicas também resulta em um maior risco de DCC.

Observamos, assim, que a descoberta original do Tipo A estimulou muita pesquisa e estabeleceu uma relação entre eventos psicológicos e o coração. Do mesmo modo, podemos acrescentar que fatores comportamentais e psicossociais estão diretamente relacionados com as DCCs. Embora possamos classificar esses quadros clínicos sob a égide dos "comportamentos

A PSIQUE DO CORPO 91

predisponentes de DCC", estes não representam um padrão de personalidade tal como foi suposto pelos estudos sobre o chamado Tipo A.

Embora a literatura que revela o vínculo entre laços sociais e risco cardiovascular seja fértil e abundante, ela não esclarece os mecanismos que o produzem. Podemos dizer que esses estudos revelam e discriminam o fenômeno, mas não o explicam. Os mecanismos que explicam tal relação continuam inexplorados. A razão pela qual viúvos, pessoas solitárias e indivíduos hostis têm maior probabilidade de desenvolver DCC continua sem resposta.

Outra questão emerge ao avaliarmos esses estudos: por que, sob as mesmas condições estressantes, o indivíduo hostil tem maior probabilidade de adoecer do que o não-hostil?

Temos de buscar compreender como o apoio social entra no corpo, como os amigos se comunicam com o sistema vascular e como uma atitude amorosa (não-hostil) promove a saúde do coração. Para isso são necessários estudos que focalizem mais os complexos mecanismos psíquicos e não se limitem somente ao comportamento social e consciente.

Neste ponto podemos supor que o surgimento de um complexo pode provocar uma constante percepção psicológica de que os fenômenos sociais são ameaçadores e, como conseqüência disso, reações de raiva, hostilidade ou ansiedade, as quais podem ser traduzidas em constrições arteriais ou alterações na freqüência cardíaca, por exemplo.

Artrite reumatóide e fatores psicológicos

Um sistema imunológico que funcione de modo hiperativo pode não conseguir distinguir entre as células do corpo e aquelas que lhe são estranhas. O organismo começa a atacar a si mesmo,

92 DENISE GIMENEZ RAMOS

dando origem aos distúrbios chamados de doenças auto-imunes, tais como a artrite reumatóide (AR) e o câncer (Solomon, 1990a).

Nos últimos anos, tem crescido o número de estudos e pesquisas que revelam a possibilidade de que os eventos mentais tenham efeito sobre o sistema imunológico e suas disfunções. Nos próximos parágrafos trataremos apenas dos estudos que estão mais intimamente relacionados com o nosso questionamento.

Padrões de comportamento obsessivo

Embora a relação entre artrite reumatóide e traços específicos de personalidade não tenha sido demonstrada na literatura científica, Solomon (1981) e Moos (1964) observaram que as pessoas com doenças auto-imunes tendem a ser quietas, introvertidas, confiáveis, conformistas, restritas na expressão de suas emoções, rígidas, hiperativas e auto-sacrificadoras. A observação de que essas características são mais comuns entre as mulheres tem apoio não somente na minha prática clínica, mas também em diferentes pesquisas científicas. De acordo com um relatório feito por Symmons *et al.* (2000) para a Organização Mundial de Saúde – Sistema de Informações Estatísticas (WHOSIS), as mulheres têm duas vezes mais propensão a ser afetadas por essas doenças em comparação aos homens. Mais recentemente, o estudo epidemiológico conduzido nos Estados Unidos por Doran *et al.* (2002) observou que em um coorte de 609 pacientes na cidade de Rochester, Minnesota, a incidência de AR em mulheres é de 73,1%.

Outro interessante estudo nesse sentido foi conduzido por Cabral *et al.* (1988). Os pesquisadores observaram que entre as mulheres acometidas pela AR existe freqüentemente uma relação obsessiva e hiperativa destas com o trabalho, principalmente o que é realizado no ambiente doméstico. Nesse estudo com 59 pacientes do sexo feminino entre 18 e 55 anos de idade, concluiu-se que o trabalho na vida do indivíduo artrítico representa uma tentativa de fuga de seus conflitos emocionais. Essa hiperatividade é tida como produto de uma personalidade obsessiva caracterizada por organização, procedimentos metódicos, perseverança e rigidez de condutas e deveres. Os autores interpretam esses dados como uma reação à baixa valorização que se dá ao trabalho doméstico. Marcenaro *et al.* (1999) chegaram à mesma conclusão ao observarem que o transtorno de personalidade obsessivo-compulsiva estava presente em 40% de sua amostra.

Podemos especular que esse resultado não se deve apenas a fatores hormonais ou genéticos, mas também a um padrão feminino de vitimização. Isso nos leva à imagem de uma mulher com grande potencial criativo, cujas atividades diárias são restritas a tarefas domésticas ou trabalhos monótonos e repetitivos. Esse potencial não realizado e sua energia subjacente necessitarão encontrar meios de expressão. A frustração de não encontrar um canal criativo para essa energia pode resultar em um comportamento obsessivo-compulsivo, do que deriva a importância exagerada atribuída ao trabalho doméstico. Por outro lado, é provável que as mulheres que são capazes de desenvolver uma carreira ou uma atividade criativa significativa possam sentir que têm maior controle da vida, ao contrário das mulheres que estão limitadas à execução de tarefas constantes e repetitivas a serviço dos membros de sua família ou de chefes exigentes.

O efeito do padrão de trabalho sobre a saúde das mulheres diagnosticadas com AR também foi observado por Reisine *et al.* (1998), que descobriram que as mulheres empregadas apresentam um quadro de saúde melhor do que aquelas desempregadas. Eles também observaram que as mulheres que perderam o

94 DENISE GIMENEZ RAMOS

emprego apresentam o pior quadro de saúde entre todas. Os autores afirmam que o trabalho exerce um efeito protetor para a saúde quando uma pessoa adoece, e também um efeito positivo sobre o alívio da dor, o sofrimento psicológico e as limitações físicas.

Estresse

Por outro lado, inúmeros estudos revelam que essa doença parece surgir após uma situação estressante grave, como a perda de um ente querido ou a interrupção de um padrão habitual de vida (Anderson *et al.*, 1985). No estudo citado de Marcenaro *et al.* (1999), os autores descobriram que eventos macro e microestressantes precederam o início da AR em 86% dos sujeitos de pesquisa. Também descobriram uma correlação entre eventos estressantes e o reaparecimento dos sintomas da doença em 60% dos casos.

Um estudo conduzido por Latman e Walls (1996) comparando pacientes diagnosticados com AR e osteoartrite descobriu que o primeiro grupo demonstrava maior grau de estresse no surgimento da doença. Zautra *et al.* (1999) e Zautra e Smith (2001) realizaram uma série de estudos que constataram que a depressão pode estar relacionada com níveis mais elevados de dor, enquanto eventos estressantes estão positivamente relacionados com irrupções dos sintomas de AR. Nesse sentido, fatores interpessoais permitiram prever o aumento na atividade dessa doença.

O estudo retrospectivo de Carette *et al.* (2000) parece ser menos conclusivo no que se refere à hipótese de que a exposição a eventos estressantes e experiências adversas da infância possam ter um papel significativo na etiologia da AR. Ao investigar os eventos pregressos na vida de 116 sujeitos, o único fator especificamente associado com um maior risco de desenvolver AR foi a interrupção da gravidez.

Até a presente data, a maioria das pesquisas sobre essa doença tem usado métodos de intervenção em que os tratamentos psicológicos são avaliados quanto ao funcionamento imunológico. Essas intervenções utilizaram técnicas cognitivas e comportamentais e enfocaram o controle do estresse.

Bradley *et al.* (1987) realizaram um extenso estudo testando diferentes tipos de tratamento e concluíram que a intervenção cognitiva, com *biofeedback* e relaxamento, foi efetivamente capaz de diminuir os níveis do fator reumatóide e, por conseguinte, a inflamação das articulações. Mais recentemente, Sharpe *et al.* (2001, 2003) conduziram um estudo com 53 pacientes com histórico de AR inferior a dois anos. Todos os pacientes passaram por um tratamento médico de rotina e 50% desses também receberam oito semanas de intervenção cognitivo-comportamental. Os autores relataram melhoras no índice de depressão e nas funções de articulação desses pacientes, bem como redução transitória nos níveis de proteína C-reativa. Embora essas melhoras não tenham sido mantidas na retestagem após seis meses, conforme relatado pelos pesquisadores, podemos considerar essa informação uma evidência importante de que *a psicoterapia tem efeito sobre o funcionamento fisiológico dos seres humanos*. Esse efeito foi temporário provavelmente devido ao uso de técnicas cognitivo-comportamentais que podem não promover transformações psicológicas profundas ao tratarem notadamente os sintomas.

Por outro lado, quando 15 pacientes foram submetidos a terapia de *insight* analítico de 60 a 90 minutos por semana pelo período médio de 3,3 anos, seis sujeitos apresentaram melhoras contínuas tanto no estado psíquico como no físico durante um longo período pós-terapêutico. Os demais pacientes mostraram

96 DENISE GIMENEZ RAMOS

melhoras semelhantes, mas os autores observaram que o curso da doença tornou-se mais variável depois que os focos emocionais mais profundos foram tocados (Lindberg *et al.*, 1996).

Assim, podemos concluir que, embora o estudo da influência de fatores psicológicos sobre a AR tenha se iniciado mais recentemente, uma característica vem se tornando evidente nas doenças reumáticas: a AR é mais freqüente em mulheres, especialmente aquelas que apresentam hiperatividade compulsiva e rigidez obsessiva diante do trabalho. Situações estressantes parecem fazer emergir e agravar os sintomas. As mulheres vítimas de atividades monótonas e repetitivas, com pouca possibilidade de expressão criativa, parecem aprisionadas em um complexo que as impede de mudar seu comportamento. Neste caso, a melhor forma de expressão na polaridade orgânica desse complexo é encontrada na parada gradual dos movimentos, a qual simboliza uma lentidão psíquica e age como mecanismo compensatório que obriga as pacientes a parar com sua atividade compulsiva e sem finalidade. A realização de estudos com pacientes do sexo masculino poderá vir a esclarecer se este é um padrão específico de um gênero.

Câncer e fatores psicológicos

Nos últimos anos, inúmeros pesquisadores têm tentado estabelecer relações entre câncer e variáveis psicológicas. Devido à complexidade das variáveis envolvidas, os resultados têm sido inconclusivos. Críticas quanto à metodologia empregada são um dos fatores predominantes na análise dos resultados e no uso mais afirmativo dos dados.

Como veremos, ao obtermos um número significativo de sujeitos para a aplicação de métodos estatísticos, os estudos epidemiológicos falham na compreensão da psicodinâmica envolvida. Por outro lado, estudos mais detalhados têm sua validade questionada pelo fato de não permitirem uma análise quantitativa devido ao baixo número de sujeitos.

Os parágrafos seguintes chamam a atenção para os estudos que investigaram as variáveis comportamentais mais relevantes para nossos questionamentos.

Repressão emocional

A literatura científica apresenta inúmeras sugestões de que a expressão da raiva, ou mais precisamente o grau de expressividade emocional do paciente, influencia o surgimento e a progressão do câncer. Relatos de casos descritivos aparecem na década de 1950, em que se observa uma sobrevivência menor em pacientes deprimidos, resignados, quando comparados com pacientes mais capazes de expressar emoções negativas como a raiva.

Greer e Morris (1975) descobriram que as mulheres cuja biópsia de mama apresentava tumores malignos tinham mais dificuldade de expressar raiva do que as portadoras de tumor benigno. Derogatis *et al.* (1979) relataram que os pacientes com câncer considerados menos cooperativos pelo corpo hospitalar viviam significativamente mais tempo. Esses dados corroboram outra pesquisa de Greer *et al.* (1979) em que pacientes com câncer de mama caracterizadas por um "espírito de luta" viviam por mais tempo do que aquelas que demonstravam falta de esperança e desamparo. Resultados semelhantes encontraram Hislop *et al.* (1987) e Goldstein e Antoni (1989), também com pacientes com câncer de mama.

Alguns autores procuraram traços de personalidade que pudessem explicar esse "espírito de luta". Dattore *et al.* (1980), por exemplo, utilizaram o MMPI para testar a hipótese de uma *personalidade propensa ao câncer* num coorte de 3.000 veteranos do exército dos Estados Unidos, em um estudo prospectivo realizado entre 1969 e 1978. Nesse grupo, 75 homens desenvolveram câncer. Comparado ao grupo controle, os pesquisadores descobriram que aqueles com câncer tinham mais tendências repressivas.

Temoshok *et al.* (1985) combinaram conceitualmente as variáveis "expressivo *versus* repressivo" em termos de um padrão de comportamento do Tipo C. Temoshok e Dreher (1992) definiram o Tipo C como um paciente cooperativo, não-assertivo, que suprime emoções negativas – particularmente a raiva – e se submete facilmente à autoridade externa. Como vemos, o padrão de comportamento do Tipo C contrasta com o do Tipo A. Os autores investigaram extensamente a relação entre o Tipo C e a espessura e profundidade do tumor melanoma. Foi encontrada uma correlação significativa entre as medidas do tumor e o Tipo C, particularmente em pacientes com menos de 55 anos.

Shaffer *et al.* (1987) conduziram estudos com 1.337 estudantes de medicina do sexo masculino do Johns Hopkins Medical School usando 14 medidas de personalidade. Os sujeitos foram acompanhados durante um período de trinta anos para se determinar a taxa de sobrevivência cumulativa em cada grupo – a proporção de sujeitos que permaneciam livres do câncer ao longo do tempo. Foram constatadas diferenças significativas entre os dois grupos, sendo aquele caracterizado por indivíduos expansivos e emocionalmente mais expressivos o que obteve resultados mais favoráveis (menos de 1% dos pacientes desenvolveram câncer). O grupo de homens caracterizados como "solitários", que bem poderiam ter suprimido suas emoções, obteve os piores resultados e tinha uma probabilidade 16 vezes maior de desenvolver câncer do que o outro grupo.

A importância da expressão das emoções na manutenção da saúde tem sido confirmada em outros estudos. Faragher e Cooper (1990), por exemplo, descobriram que, em uma amostra de 2.163 mulheres que passaram por uma biópsia de câncer de mama, as 171 diagnosticadas com tumor maligno tendiam a suprimir seus sentimentos e manter poucas relações interpessoais fora de casa ou do trabalho, em comparação com outras 1.110 mulheres cujos tumores foram diagnosticados como benignos. Bleiker *et al.* (1996) investigaram fatores de personalidade em 9.705 mulheres na Holanda que foram submetidas a mamografia durante o período de 1989 a 1990. Após seis anos de monitoramento, os pesquisadores descobriram nessas mulheres uma fraca relação entre um alto escore na escala de antiemocionalidade e o desenvolvimento de câncer de mama.

Tijhuis *et al.* (2000) investigaram a relação entre controle emocional e desenvolvimento de câncer num grupo de 590 homens durante dez anos usando o Courtauld Emotional Control Scale (CECS). Com base nos resultados que apontaram 119 casos em que surgiu câncer e 71 mortes devidas a essa doença, os pesquisadores descobriram que um nível intermediário de autocontrole da depressão (uma tendência a suprimir a expressão dos estados depressivos) estava relacionado à incidência de câncer. Por sua vez, níveis elevados e intermediários de autocontrole da depressão estavam relacionados à morte por câncer. Uma recente metanálise descobriu que a repressão emocional é um fator que predispõe à incidência do câncer (McKenna *et al.*, 1999).

Estudos que mostram o que acontece quando o indivíduo ativamente reprime sua expressão emocional podem explicar os resultados acima. Uma série de estudos realizados por Pennebaker *et al.* (1989) sugere que a repressão ativa da expressão emocional leva a um aumento da excitação em certos canais autônomos, por exemplo na condução elétrica da pele. Os autores observaram que, se um processo inibitório for mantido durante longo período, ele funciona como um estressor cumulativo de longo termo, o que aumenta a probabilidade de adoecer. Uma forma particularmente insidiosa ocorre quando os indivíduos experimentam um evento traumático e são incapazes de compartilhá-lo com os outros. A exemplo disso, algumas pesquisas mostram que os indivíduos que sofreram experiências sexuais infantis traumáticas têm maior probabilidade de manifestar problemas de saúde posteriormente caso não discutam sobre esse evento com outras pessoas (Pennebaker e Susman, 1988). Também aqueles cujas esposas se suicidaram ou morreram em acidentes encontram-se mais saudáveis um ano após o ocorrido caso tenham conversado suficientemente sobre esse evento traumático com outras pessoas (Pennebaker e O'Heeron, 1984). Em dois outros estudos (Pennebaker *et al.*, 1988), estudantes universitários classificados como "muito reveladores" mostraram uma queda no nível da condução elétrica da pele enquanto contavam experiências muito traumáticas. A longo prazo, a revelação de experiências traumáticas mostrou uma redução no número de visitas ao centro de saúde até quatro meses após o estudo, e um aumento nas funções imunológicas até seis semanas após o experimento. Estudos com sobreviventes de campos de concentração nazistas em que estes relatavam suas experiências traumáticas mostraram que os indivíduos que apresentavam menor inibição durante o relato, medida pela queda na velocidade da condução elétrica da pele, tinham melhor saúde do que os que eram menos reveladores (Pennebaker *et al.*, 1989).

Todos esses experimentos confirmam os resultados obtidos por C. G. Jung durante seus testes de associação de palavras do início do século XX. Ao mesmo tempo, eles trazem um valioso

A PSIQUE DO CORPO 101

subsídio para a atividade terapêutica – ou seja, reforçam a importância do relato de experiências traumáticas, assim como a expressividade das emoções a elas associadas.

Eventos traumáticos e estresse

Já são centenas as pesquisas que nos últimos anos têm investigado a relação entre estresse, depressão e função imunológica. Embora não caiba neste momento nos aprofundarmos neste assunto, vale a pena mencionar alguns dados retirados da área hoje conhecida como psiconeuroimunologia.

Parece que o sistema imunológico reage diferentemente quando exposto a um estressor agudo ou crônico.

Com relação ao estresse agudo (aquele associado a um único evento), estudos muito interessantes têm sido feitos com estudantes universitários em época de exames. Kiecolt-Glaser *et al.* (1984, 1986) realizaram uma série para investigar a variedade de mudanças imunológicas resultantes do estresse de exames acadêmicos. Os resultados revelam significativas alterações no sistema imunológico dos estudantes. Naliboff *et al.* (1991) submeteram sujeitos saudáveis à situação de estresse em laboratório e verificaram que a resposta do organismo à situação ameaçadora é um aumento na produção das células NK (*natural killers*) e de linfócitos, como se o organismo estivesse se preparando para uma reação de luta ou fuga. Resultados semelhantes foram encontrados em indivíduos que tinham de escrever, recordar ou contar uma intensa experiência emocional (Knapp, 1980; Esterling *et al.*, 1990; Knapp *et al.*, 1992).

Quando o organismo depara com uma situação de estresse agudo, sua reação é ativar o funcionamento do sistema imunológico a fim de se proteger de uma possível invasão. Entretanto, essas mudanças não são necessariamente seguidas de doenças. Os dados mostram que é possível haver grandes alterações dos parâmetros imunológicos sem o surgimento de uma doença.

Durante eventos de estresse crônico, entretanto, as reações parecem ser diferentes. Desemprego prolongado, depressão e luto são os estressores crônicos mais estudados. Todos parecem produzir um rebaixamento na resposta linfocitária, com casos de imunossupressão prolongada (O'Leary, 1990). Sephton e Spiegel (2003), numa revisão sobre a via imunoneuroendócrina do estresse ao câncer, discutem os dados emergentes na literatura que demonstram que a regulação circadiana pode ser também um pré-requisito importante na manutenção das defesas contra o câncer. A interrupção circadiana relacionada ao estresse, freqüentemente presente nos estados de estresse crônico, pode ter implicações negativas no prognóstico do câncer.

O luto por um ente querido, bem como por uma separação amorosa, tem sido associado com freqüência ao surgimento de tumores malignos. Doenças auto-imunes usualmente se tornam aparentes depois que a pessoa sofreu um forte estresse psicológico que mudou totalmente seu estilo de vida (Solomon, 1990b).

Temoshok (1985) também descobriu que pacientes com melanoma que se avaliavam como *indivíduos sob grande estresse psicossocial* eram aqueles cuja progressão da doença era mais rápida. Ramirez *et al.* (1989) relataram que um forte estresse tinha uma influência marcante no risco de reincidência de câncer de mama.

Schleifer *et al.* (1983) testaram o sistema imunológico de homens cujas esposas estavam morrendo de câncer de mama. Descobriram que nos dois meses logo após a morte das esposas o sistema imunológico dos maridos estava significativamente deprimido, mas retornava ao normal entre quatro a catorze meses depois. Essa descoberta parece ter relação com a capacidade de expressar a dor, isto é, aqueles que choraram seu luto recuperaram-se mais rapidamente do que aqueles que o reprimiram. Esses achados combinam com os de Pennebaker e O'Heeron (1984) e Pennebaker *et al.* (1988), confirmando que há relação entre a incapacidade de expressar o sofrimento e uma supressão concomitante da imunidade, o que pode explicar por que em pessoas enlutadas há um aumento do risco de câncer (Maddison e Viola, 1968; Solomon, 1990).

Geyer (1991, 1993) examinou mulheres com idades entre 25 e 60 anos, submetidas a biópsia para câncer de mama. Destas, 33 foram diagnosticadas com tumor maligno e 59 com tumor benigno. As conclusões do estudo indicam que os eventos traumáticos mais severos – aqueles associados com perdas – eram mais comuns no grupo de pacientes com câncer. Neste, os eventos traumáticos – baseados na escala utilizada – eram quatro vezes mais graves em relação ao grupo controle. Também eram mais freqüentes no grupo com câncer as dificuldades graves e crônicas.

Kvikstad *et al.* (1994) realizaram um estudo sobre a possibilidade do aumento do risco de câncer após a morte de um cônjuge ou o divórcio em um grupo de mais de 600.000 mulheres norueguesas nascidas entre 1935 e 1954. Destas, 4.491 desenvolveram câncer de mama. Os resultados estatisticamente ajustados não demonstraram uma clara evidência de que a morte do marido ou o divórcio pudessem ser responsáveis pelo aumento do risco de câncer para essas mulheres. Um estudo semelhante realizado na Inglaterra (Jones *et al.*, 1984) apresentou pouca evidência para o aumento dos casos de câncer após a morte do cônjuge, e somente um pequeno aumento no número de mortes causadas pelo câncer. Kvikstad e Vatten (1996) também observaram que o risco de câncer e a sobrevivência à doença não eram diferentes entre as mulheres que experimentaram a morte de um filho em comparação a mulheres que não sofreram essa mesma experiência.

Outros resultados, entretanto, foram obtidos por Levav *et al.* (2000) ao investigar 6.284 judeus israelenses que haviam perdido um filho durante a guerra do Yom Kipur ou em um acidente durante o período entre 1970 e 1977. Os cientistas observaram uma maior incidência de câncer linfático, hematopoiético e melanoma entre aqueles que perderam um filho, em comparação com a população local. Aliás, o risco de câncer no trato respiratório também foi maior no primeiro grupo. Um estudo sobre a sobrevida mostrou que o risco de morte aumentava devido ao luto quando o câncer era diagnosticado antes da perda do filho, e não depois. Martikainen e Valkonen (1996) observaram uma maior mortalidade entre os finlandeses após a morte de um cônjuge e descobriram um aumento moderado (20-35%) da incidência de câncer de pulmão, o que sustenta a hipótese de que a perda de apoio social ou a inabilidade de lidar com o luto podem aumentar a probabilidade de incidência do câncer.

A aparente contradição entre os resultados desses estudos surge da grande dificuldade de estudar o processo de luto. Esses estudos não consideram a maneira como esses indivíduos lidaram com o luto, incluindo a religiosidade e outras variáveis. Além disso, a expressão ou repressão da dor certamente têm repercussões internas diferentes para essas pessoas. Deste modo, estudos relativos ao estresse têm de considerar a expressividade emocional e o significado atribuído a um evento independentemente de sua origem.

Por outro lado, estudos que procuram medir os efeitos do estresse agudo no surgimento do câncer têm encontrado grandes dificuldades metodológicas pois os dados referentes ao mo-

A PSIQUE DO CORPO 105

mento da formação da malignidade são inconclusivos, e é quase impossível saber se um evento estressante precedeu a gênese do câncer ou se decorre da própria doença.

Depressão

Em um grande estudo epidemiológico realizado na Western Electric Company com 2.020 empregados, utilizando-se o MMPI (Shekelle *et al.*, 1980; Persky *et al.*, 1987), observou-se ao longo de vinte anos de acompanhamento que o risco de morte por câncer era duas vezes maior quando sintomas depressivos estavam presentes. A incidência acima do normal foi evidente apenas para os primeiros dez anos, enquanto o aumento na mortalidade persistiu durante os vinte anos de acompanhamento desses pacientes. Entretanto, uma revisão crítica dos resultados observados por Shekelle feita por Bielauskas e Garron (1982) indica que os escores de depressão no MMPI apresentados como altos não estavam dentro da amplitude patológica. Estudos mais recentes também não obtiveram os mesmos resultados. Hahn e Petitti (1988) não descobriram qualquer correlação entre depressão, medida pelo MMPI, e câncer de mama em 8.932 mulheres durante catorze anos de observação. Um estudo de dez anos feito por Zonderman *et al.* (1989) também não descobriu sintomas depressivos significantes que pudessem prever a mortalidade por câncer. Entretanto, um estudo mais recente (Irwin *et al.*, 1992) revela que em indivíduos deprimidos a atividade do funcionamento do sistema imunológico encontra-se bastante reduzida, parecendo a redução da atividade do linfócito NK ser a mais reproduzível (a atividade citotóxica desse linfócito está envolvida no reconhecimento e na destruição das células malignas ou infectadas por um vírus).

106 DENISE GIMENEZ RAMOS

Andersen *et al.* (1998) confirmam essa constatação em um estudo realizado com um grupo de 116 pacientes com câncer de mama que foram testadas após se submeterem aos procedimentos cirúrgicos. Os pesquisadores relataram que o nível de estresse dessas pacientes estava relacionado com um rebaixamento da citotoxidade das células NK e ao rebaixamento das respostas dos linfócitos proliferativos.

Embora a depressão possa alterar o funcionamento do sistema imunológico (assim como o estresse), isso não significa necessariamente que haverá o desenvolvimento de câncer em tais pacientes.

Em geral, a maioria dos estudos, ao examinar os estados depressivos, falha por sua falta de especificação. Muitos pesquisadores não diferenciaram as várias desordens depressivas, nem examinaram as depressões da perspectiva da história pregressa, duração ou tratamento realizado. Assim, não podemos saber, por essas pesquisas, a extensão em que os estados depressivos podem ou não influenciar o surgimento de um câncer, pois é problemática a comparação dos resultados de diferentes instrumentos que medem a depressão. Os estudos não especificaram se a depressão que foi medida referia-se a um traço, a um estado ou a uma doença depressiva propriamente dita.

Quando a depressão crônica foi estudada, os resultados indicaram uma correlação mais clara com o câncer. Penninx *et al.* (1998) estudaram 4.825 norte-americanos com mais de 71 anos de idade com diagnóstico de depressão, segundo a escala do Centre for Epidemiological Studies (CES-D). Efetuados os ajustes para idade, sexo, raça, comprometimento físico, admissões hospitalares, consumo de álcool e fumo, descobriu-se que a depressão crônica estava associada a um aumento consistente de risco da maioria dos tipos de câncer, independentemente do fator tabagismo. Os pesquisadores concluíram que, nos casos em que a depressão está presente há pelo menos seis anos, verifica-se um aumento geral do risco de câncer.

Jacobs e Bovasso (2000) conduziram um estudo com 1.213 mulheres na tentativa de estabelecer uma relação entre morte dos pais, depressão crônica e desenvolvimento de câncer de mama. As mulheres foram examinadas pela primeira vez em 1980 e depois em 1995. Durante esse período, 29 pacientes foram hospitalizadas com câncer de mama e 10 morreram devido a causas relacionadas ao câncer. De acordo com os pesquisadores, as variáveis psicossociais que sugerem um aumento do risco de câncer foram a morte da mãe durante a infância e graves episódios de depressão crônica. Os cientistas também apontaram que os fatores causadores de câncer de mama se prolongaram durante um período de vinte anos ou mais, indicando que eventos recentes não parecem aumentar o risco de câncer.

É possível que certo número de experiências infantis possam estar associadas tanto à depressão como ao câncer. Por exemplo, Felitti *et al.* (1998) descobriram que a presença de quatro ou mais desses eventos já é o bastante para aumentar o risco de depressão ou contrair qualquer tipo de câncer.

Gallo *et al.* (2000) passaram treze anos estudando um grupo de 2.017 adultos da cidade de Baltimore, nos Estados Unidos. Seus achados revelaram uma ligação entre depressão profunda e o surgimento de câncer de mama entre as mulheres.

Na pesquisa feita por Loberiza Jr. *et al.* (2002), 193 pacientes que receberam transplantes de célula-tronco hematopoiéticas foram monitorados durante 24 meses e responderam questionários durante seis meses após o transplante. O estudo pôde prever que os pacientes que sofriam de depressão tinham menos de doze meses de sobrevida após o tratamento.

Outro fator que tem sido estudado em relação ao câncer é a desesperança, que é uma faceta da depressão. Um estudo feito por Everson *et al.* (1996) analisou a desesperança como fator associado à morte e à incidência de infarto do miocárdio e câncer num grupo de 2.428 homens finlandeses, utilizando-se uma escala que mede esse fator. Foi descoberto que notas altas e moderadas na escala de desesperança aumentam em mais que o dobro o risco de mortes associadas ao câncer.

Spiegel, um dos líderes de pesquisa nesse campo, considera que, embora a literatura sobre depressão como fator que prediz a incidência do câncer seja variada, podemos afirmar que uma depressão crônica severa pode ser associada a um alto risco de câncer (Spiegel e Giese-Davis, 2003). De acordo com Spiegel (1996), a depressão não apenas dificulta a capacidade de se lidar com o câncer e a aderência ao tratamento médico, mas também afeta aspectos da função endócrina e imunológica que podem interferir na resistência à progressão do tumor.

Conclusão

Não podemos dizer, a partir desses estudos, que pessoas relacionadas a determinado tipo de personalidade tenham maiores probabilidades de desenvolver câncer ou artrite reumatóide. O que esses estudos ilustram é que a não-expressividade de uma emoção forte e negativa, decorrente de luto, ruptura de um relacionamento amoroso ou uma situação traumática, constitui um fator que predispõe a uma alteração do funcionamento do sistema imunológico, deixando o organismo mais vulnerável à formação de tumores malignos.

O estresse em si mesmo, seja qual for sua natureza, é um agravante quando não houver a possibilidade de expressar a emoção a ele associada. Entretanto, estudos que procuram medir o efeito do estresse agudo no aparecimento do câncer têm encontrado grandes dificuldades metodológicas porque os dados relativos ao surgimento da malignidade são inconclusivos, o que torna quase impossível verificar se um evento estressante precede ou sucede o surgimento do câncer.

Alguns estudos confirmam a relação entre o sistema imunológico e eventos psicológicos. Porém, por terem sido realizados em sua grande maioria por médicos e psicólogos de orientação experimental, social e/ou fisiológica, utilizando-se testes, escalas e questionários, os resultados obtidos ficaram circunscritos a comportamentos sociais e conscientes. A questão de como o luto, o sofrimento ou as atitudes compulsivas podem "entrar" no sistema imunológico só poderá ser respondida por meio de estudos que se aprofundem em padrões psicológicos mais complexos.

Se por um lado o estudo do placebo mostra como um símbolo concreto pode atuar sobre o corpo e, por outro, as pesquisas levantadas nos confirmam a inter-relação psique–corpo em diferentes sistemas e situações, ambos carecem de um quadro teórico que os integre. A falta de um referencial teórico limitava esses achados às circunstâncias descritas, sem permitir uma compreensão mais profunda e coerente do fenômeno. Certamente, esses dados passam a ter um sentido e maior utilidade quando são interpretados à luz de uma teoria.

Como resposta a essas questões, serão apresentados a seguir nove casos clínicos analisados e interpretados com base no modelo analítico. As pesquisas acima descritas são utilizadas apenas como referências. Os primeiros três casos (Capítulo 5) serão apresentados em detalhe, enquanto os demais (Capítulo 6) descrevem o principal trabalho terapêutico empreendido com esses pacientes.

O MODELO ANALÍTICO NAS DOENÇAS ORGÂNICAS

Mas a doença é também um símbolo, uma representação de algo que se manifesta no mundo interno, um drama encenado pelo isso, anunciando aquilo que não se poderia dizer com a língua.
(Groddeck, 1949, p. 101)

Os casos aqui descritos foram escolhidos principalmente em função de seu significado psicossocial. As doenças cardiovasculares e do sistema imunológico têm sido vistas como os males da nossa era, tanto pela expressividade numérica dos dados epidemiológicos quanto pelo enigma que apresentam. Podemos considerar o trabalho com esses pacientes um paradigma para cada uma das doenças aqui apresentadas.

Os casos terapêuticos foram analisados segundo a metodologia analítica. Devido à extensão e à complexidade do material clínico, foram selecionados os momentos mais expressivos. Quando possível, foram feitas transcrições fidedignas da fala dos pacientes, anotadas durante as sessões, bem como de seu material onírico.

O homem-granada: quando o coração explode (infarto do miocárdio)

O paciente é um homem de 57 anos, engenheiro, alto executivo de uma multinacional. Veio encaminhado pelo seu car-

112 DENISE GIMENEZ RAMOS

diologista após sofrer um infarto do miocárdio,[1] ocorrido três meses antes.

Histórico

Artur é filho único. Diz ter sido sempre ótimo aluno, sem nunca ter causado preocupações a seus pais ou professores. Ele relata que sempre foi muito bem adaptado às mais diferentes situações e nunca sofreu qualquer tipo de trauma ou situação conflitiva. Vive bem com a esposa e seus três filhos, tem um bom padrão de vida e afirma que nada aparentemente o perturba, a não ser a doença recente. Não teve doenças anteriores, exceto as da infância. Faz ginástica diariamente e disputa campeonatos de tênis no clube durante os fins de semana. Viaja freqüentemente, quando participa de negociações difíceis, mas gosta dessa atividade porque aí "pode provar como é bom na competição".

Há cerca de três meses começou a sentir "umas pontadas no peito", mas somente procurou o médico quando as dores peitorais aumentaram. Foi internado em seguida, já com o infarto. Descobriu então que sofria de hipertensão arterial, o que provavelmente provocou o infarto.

Toma remédios para controlar a pressão. Não fuma. Bebe moderadamente. Não há histórico de doenças cardiovasculares na família. Foi encaminhado para análise por resistir às recomendações médicas de diminuir o ritmo de trabalho e de mudar seu estilo de vida. Foi-lhe recomendado que tivesse mais horas de lazer, o que o paciente entendeu como praticar mais esporte. Artur entrou em um torneio esportivo, o que agravou seu quadro de hipertensão.

Primeiras observações clínicas

Artur apresenta-se bem vestido, magro e elegante – uma *persona* do perfeito executivo bem-sucedido. Parece muito pouco à vontade na primeira entrevista e resistente à idéia de fazer terapia, "já que não tenho nenhum problema; o médico é que mandou". Mostra-se fechado, falando rapidamente de seu trabalho e do desafio que ele representa. Orgulha-se de seu passado, já que os pais eram simples e pobres, tendo conseguido tudo com "muito esforço e coragem".

O paciente não entende a relação entre o infarto e qualquer problema psicológico, mas está disposto a investigar o que aconteceu para "eliminar essa perturbação". O que mais parece incomodá-lo é a perda do controle sobre o corpo e o fato de ter de se deixar cuidar por outros. Portanto, de início concordou em fazer terapia com a idéia de eliminar o mais rápido possível seu incômodo. Qualquer descrição de Artur encaixa-se claramente na personalidade Tipo A sugerida por Friedman e Rosenman (1974): traços agressivos, sempre envolvido em uma luta competitiva crônica, sofrendo de hostilidade e pressa excessivas.

Desenvolvimento do processo analítico

A terapia centra-se inicialmente nas atividades profissionais de Artur, às quais dedica cerca de catorze horas por dia, sem incluir as vezes em que trabalha nos fins de semana. Tendo alcançado o topo da carreira, sente-se pouco motivado porque já não encontra tantos desafios quanto gostaria. É um homem altamente competitivo, anda e fala rapidamente, usando palavras agressivas e hostis para se referir a seus funcionários e colegas. Exige deles o máximo, como se estivessem sempre em um campeonato.

Quando não está trabalhando ou jogando tênis, fica em casa estudando. Artur sofre de insônia: acorda sempre às 4 horas e fica estudando os relatórios da empresa. Às 7 horas já está no escritório. Diz não ter amigos porque não tem tempo "para conversa mole". Da esposa e dos filhos exige disciplina e que cumpram seus deveres, afirmando que é obedecido nessa exigência. Parece não ter consciência de como eles vivem ou se sentem. Estabelece seus relacionamentos de modo unilateral, dando ordens sem ouvir as respostas. Até mesmo sua vida amorosa e sexual com a esposa é regrada e disciplinada, "para não perturbar a cabeça".

Artur apresenta a mesma atitude na análise. Após cada fato relatado, que na maior parte das vezes já vem escrito detalhadamente em sua agenda, levanta a cabeça e pergunta ansiosamente: "E daí?", "O que você acha?", "O que você tira disso?" Como não correspondo às suas expectativas, apesar de ele "se esforçar ao máximo para ser o melhor paciente que jamais tive", Artur sai das sessões por vezes frustrado e aparentemente aborrecido pela minha "ineficiência". A relação entre nós é intermediada por sua agenda, na qual anota as interpretações. O contato empático é difícil, pois Artur se esforça para não estabelecer qualquer contato afetivo. Senta-se na beira da poltrona como se estivesse pronto para se levantar a qualquer momento, e assim o faz pontualmente no horário de término da sessão.

Na quinta sessão, Artur relatou o seguinte sonho: "Vou a uma reunião de negócios, mas ela está acontecendo num tipo de parque de diversões. Numa barraca de tiro ao alvo levo um susto. Vejo minha filha caçula presa como alvo numa disputa em que são atiradas flechas. As flechas passam perto e acordo gritando".

Associações: A filha caçula tem 11 anos e é sua predileta. É a única pessoa que ele consegue beijar, porque ela não tem medo dele e se aproxima mais espontaneamente do que os outros. Quando ele tinha 11 anos, faleceu sua avó materna, que era muito carinhosa. A partir de então Artur ficou mais obediente e rígido, pois ela era a única pessoa que o protegia do pai severo e exigente.

Tinha muito medo do pai, que era um homem "muito correto e honesto", porém distante e explosivo. Sua mãe, descendente de alemães, passava o tempo todo cumprindo tarefas domésticas com um "preciosismo inigualável". Falava pouco e nunca expressava suas emoções. Artur aprendeu com ela como é "vulgar" a expressão da afetividade. Ambos esperavam que o filho fosse no mínimo brilhante e não admitiam qualquer tipo de inferioridade.

Interpretação: Com esse sonho o paciente fala pela primeira vez de sua infância e de seus pais. Pelo sonho podemos perceber a origem de sua hiperatividade e de suas atitudes rígidas, embora estas não o incomodassem. Artur continuava achando que "assim era o certo". A única coisa que realmente o perturbava era a ameaça à sua filha, que entendemos como uma ameaça de perda de sua afetividade. A *anima*, ainda em estágio infantil, vê-se ameaçada por flechas em um ambiente de trabalho (reunião de negócios). O conflito parece se estabelecer entre Logos (trabalho) e Eros (*anima*), entre a *persona* rígida e formal e a afetividade infantil e maternal (avó).

As flechas podem ser representações das atitudes hostis e agressivas usuais em seu cotidiano. Elas podem matar o que lhe é mais caro. Poderíamos aqui amplificar o sonho. Num contexto mitológico, as flechas no coração representariam um agudo (pontiagudo?) sofrimento amoroso, do qual o paciente é absolutamente inconsciente. As flechas corresponderiam ao sintoma cardíaco que vinha sentindo uns dias antes do infarto (pontadas no coração). Por "ter de ser durão", Artur não se importou com os sintomas até que estes piorassem, o que o obrigou a se deitar, algo que não gostava de fazer (insônia, estado de "sempre alerta").

A psique, ao fazê-lo deitar-se, inclinar-se, obrigou-o a ser "clinicado", a encarar um conflito, o fruto de um complexo infantil. Na medida em que Artur não tinha consciência do próprio sofrimento, a polaridade concreta e visível do símbolo – as flechadas no coração – instalou-se em seu corpo como um infarto.

Outros sonhos de teor semelhante seguiram-se a esse. Aos poucos percebemos que o desejo amoroso reprimido o aprisionava em um mundo frio e objetivo. Quanto mais tentava se livrar do amor, mais ameaçado ficava. Lembramos aqui do mito de Shiva, deus hindu da criação. Perdido em suas meditações e devaneios, Shiva desliga-se da natureza, não permitindo assim a ela se reproduzir e florescer. Somente as flechas do deus Madana no seu coração o despertam. E assim, em um ato amoroso, Shiva une-se à Existência, dando forma e matéria a seus pensamentos (Albrecht, 1979; Ramos, 1990).

Na 11ª sessão, Artur relatou que, apesar do controle medicamentoso, sua pressão arterial ainda estava perigosamente alta. Trabalhamos então com seu sintoma por meio da técnica de imaginação ativa.

Solicitei que Artur tentasse "enxergar", de olhos fechados, aquilo que estava acontecendo dentro de seu corpo e em que lugar provavelmente se originaria a pressão alta. Após cerca de trinta segundos ele descreve a seguinte imagem: "Há um homem correndo por ruas estreitas. Parecem canais, tudo é muito vermelho. Acho que são minhas veias. O homem corre muito e tem uma

A PSIQUE DO CORPO 117

granada na mão. Ele não pode parar, precisa fugir sempre. Se parar, a granada explode".

Com essa imagem fica claro por que Artur tinha de estar sempre correndo. Se diminuísse a pressão externa (a pressa), a pressão interna se tornaria insuportável. Naquele momento ele se deu conta de sua necessidade de fugir e correr sempre. Não sabia exatamente de quê, mas tinha medo de parar. Percebemos que seu medo se refere à afetividade associada ao feminino. Tinha medo de ficar menos homem, de enfraquecer e ficar menos eficiente. É por isso que corria: por medo. O homem com a granada na mão foi associado ao pai severo e "explosivo" que o punia (agora ele se lembrava) pelas menores imperfeições.

A análise, ao tocar nesse complexo carregado de energia e afetividade, de certo modo piorou o sintoma cardiovascular. Ao torná-lo mais consciente do conflito, a análise tornou seu medo mais consciente, o que fez aumentar sua pressão arterial; isto é sem dúvida uma reação de luta ou fuga diante de um perigo qualquer.

Portanto, a medicação e a mudança de estilo de vida poderiam somente trazer alívio temporário para esse paciente. De fato, ele não tinha condições de modificar seu estilo de vida de maneira mais definitiva porque um complexo muito mais forte e perigoso o ameaçava. Se não trabalhássemos com o complexo, qualquer outro tratamento teria sido em vão.

Cabe aqui a observação feita pelos próprios pacientes cardíacos de que, embora saibam exatamente o que fazer, não conseguem seguir as recomendações médicas. Nem poderiam, pois um símbolo muito maior que a consciência está presente: o símbolo do coração ferido, machucado, que precisa ser integrado à consciência para que ocorra uma transformação real.

As técnicas comportamentais que atuam na base da punição para controlar os comportamentos Tipo A, caso aplicadas a Artur, somente fariam reforçar sua neurose e aumentar sua pressão arterial.

A técnica utilizada para lidar com o "homem-granada" foi também a imaginação ativa. Propus agora ao paciente que estabelecesse um diálogo com o "homem-granada" (HG):

A: O que você quer? O que você está fazendo?

HG: Estou aqui para explodir você. Acabar com você.

A: Mas por quê?

HG: Porque tenho ódio, muito ódio, não agüento de tanto ódio; quero mais é explodir tudo.

A: Ódio de quem?

HG: Estou com medo. Medo de que ele me pegue. Não tenho tempo para conversar. Sai da frente.

A (ansioso e ofegante): Pare um pouco. Converse comigo.

HG: Você agüenta as conseqüências?

A: Acho que sim, não estamos sozinhos.

HG: Estou cansado, muito cansado. Queria parar, mas não sei como.

A: O que te assusta?

HG: Ele. Ele que exige tudo de mim, que me obrigou a ficar como ele, prestes a explodir.

A: O pai?

HG: Ele mesmo.

A: Você é o pai?

HG: Não, seu estúpido, não está vendo, idiota? É ele e não eu. Eu sou a vítima que ele tortura.

A: Mas onde está ele?

HG: Não vê, idiota? Na porta de seu coração!

A PSIQUE DO CORPO 119

Nesse momento, mostrando evidente cansaço, o paciente parou e falou, emocionado, a respeito do medo que tinha de contrariar o pai e de suas explosões agressivas. Poderíamos entender o "homem-granada" como um aspecto da sua *sombra*, que emergia na vida diária como hostilidade contida e impulsos competitivos incontroláveis. Com uma *sombra* desse tipo, o paciente tinha de ficar em constante estado de alerta, pronto para lutar ou fugir, tal como revelava seu sintoma orgânico.

Nas sessões seguintes, utilizamos a técnica de imaginação ativa para trabalhar com as imagens que emergiram espontaneamente: o pai na porta do coração, o coração machucado, sangrando, brigas físicas com o pai, o coração livre e vazio, a filha abraçando seu coração e finalmente o coração quente, que pulsava lentamente.

No decorrer desse período, o paciente apresentou alguns episódios de arritmia e elevação da pressão arterial.

Seu último sonho em análise (29ª sessão) apresentou imagens diferentes: "Eu passeava em um enorme barco dourado por um longo canal. O barco movia-se de modo harmonioso, seguindo o movimento das águas. E, ao mesmo tempo, as margens do canal se alargavam e se estreitavam, ajudando o barco a passar".

Associações: O barco dourado, barco do sol do crepúsculo da meia-idade, que trazia uma sensação de prazer e paz como não havia sentido antes. O canal que se movimentava lembrava o movimento rítmico do canal vaginal durante o parto. E era assim que se sentia: nascendo.

Interpretação: Já fornecida pelas próprias associações. Qualquer acréscimo seria redundante ou redutivista. Esse sonho revela o nascimento de uma nova consciência e um novo ritmo na vida psíquica. Os canais (veias e artérias) agora estavam livres para dar passagem a um ego renovado (barco).

Após esse sonho seguiram-se mais três sessões, nas quais o processo de Artur foi revisto e confirmado. O paciente pediu e teve alta. Passados dezessete meses, eu soube pelo seu médico que até aquele momento Artur não apresentava nenhum outro sintoma e que sua pressão arterial estava normalizada.

A análise teve a duração de 32 sessões de cinqüenta minutos cada uma, duas vezes por semana.

Símbolo central do processo

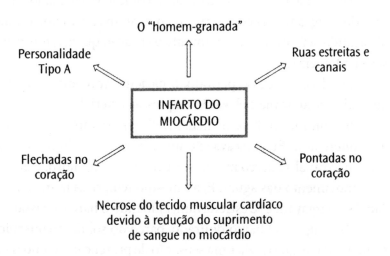

Figura 5.1   O "homem-granada".

Poderíamos dizer que este foi um processo analítico breve, centrado em um sintoma orgânico que conduziu o paciente para dentro de seu processo de individuação (figura 5.1). Ao se aproximar da meia-idade, na metanóia, o processo de individuação bloqueado pela neurose, da qual o paciente se negava a tomar co-

A PSIQUE DO CORPO   121

nhecimento, emergiu com um símbolo na polaridade concreta, corpórea, obrigando o paciente a se confrontar com seus complexos e corrigir seu desenvolvimento unilateral. O que poderia ter sido vivido no plano abstrato foi vivido sincronicamente no plano concreto devido à sua inconsciência, para então poder se integrar à consciência.

A conscientização acerca dos complexos parentais e a percepção da *sombra* como um aspecto hostil e destrutivo – o "homem-granada" – foram as realizações centrais no processo. A partir da tomada de consciência dessa *sombra*, a *anima* pôde ser liberada, ainda que em estágio infantil, e uma atitude mais equilibrada e amorosa pôde ser desenvolvida.

A estóica: quando as articulações inflamam (artrite reumatóide)

Beth é uma mulher de 49 anos de idade, dona-de-casa, que sofria de artrite reumatóide[2] havia dez anos. Procurou tratamento psicoterapêutico por se sentir muito deprimida e inútil.

Histórico

Beth é casada, mãe de quatro filhos com idades entre os 20 e 28 anos. O marido é comerciante e mantém a família dentro de um nível socioeconômico médio. Beth começou a sentir dores nas mãos e nos joelhos há cerca de dez anos, mas só se incomodou quando os movimentos foram diminuindo. Anda com certa dificuldade, cansa-se rapidamente. As articulações das mãos já apresentam deformações bastante visíveis. As articulações dos punhos, cotovelos, joelhos, tornozelos e artelhos também estão afetadas, mas em menor grau. As dores pioram quando acorda

122 DENISE GIMENEZ RAMOS

ou quando está em movimento. Nota também um agravamento dos sintomas quando está tensa e aborrecida. Passa por períodos em que as dores diminuem significativamente, sem aparente relação com qualquer fato ou tratamento. Cuida-se com alopatia há seis anos, mas não apresenta melhoras. Já fez acupuntura e tratou-se com homeopatia, também sem efeitos notáveis. Toma ocasionalmente antiinflamatórios e aspirina para aliviar as dores.

Primeiras observações clínicas

Beth parece intimidada e pouco à vontade. Cumprimenta estendendo a mão e retirando-a rapidamente, como se tivesse medo de não ser correspondida. Seu toque é leve e fugidio. Senta-se na beira da poltrona segurando firmemente a bolsa no colo. Fala baixo, olhando para o chão. Sua aparência é franzina. Os cabelos puxados em um coque apertado, as roupas esticadas e as mãos alvas e enrugadas dão a impressão de que acabou de sair de um banho de cloro. Impressão essa acentuada pelo cheiro de água sanitária que emana de suas mãos. Diz nunca ter imaginado que um dia precisaria de ajuda, pois sempre dera conta de tudo sozinha. Trabalha muito em casa e em uma igreja onde costura para os pobres, por isso não sabia como arrumaria tempo para se cuidar. Resolveu se tratar devido à insistência da filha caçula e ali estava, "à minha disposição".

Desenvolvimento do processo analítico

Beth inicia as primeiras sessões relatando suas tarefas domésticas, tendo sempre de contar detalhada e precisamente todos os cuidados que tem com a família. Diz que sua forma de expressar amor é, por exemplo, passar manteiga no pão e deixar o café com leite pronto na xícara de cada um para que não se atrasem pela manhã. As roupas bem lavadas e passadas, assim como uma casa limpa e organizada, comida gostosa e nutritiva, são, segundo a paciente, sua forma de carinho.

Embora possa pagar uma empregada ou ajuda doméstica, recusa-se a fazê-lo, "porque ninguém sabe como eles gostam". Sua obsessão por limpeza é tanta que só vai dormir depois de todos os outros membros da família para que não reste nenhuma marca de sapatos no quintal encerado. Diz que continuar fazendo tudo com dor é a melhor forma de mostrar mais ainda seu amor pela família.

O relacionamento com o marido é frio e distante. Beth sente-se bastante magoada por ele não entender essa sua forma de carinho e por insistir em ter relações sexuais com freqüência, mesmo quando ela está doente ou cansada. Parece um relacionamento bastante formal, em que o marido se diverte com amigos enquanto a esposa cozinha e cuida das crianças. Estas passaram a ser seu refúgio e defesa para evitar o marido. Associa o aparecimento de formigamento e ardor nos joelhos e nas mãos ao período em que a filha caçula começou a namorar e ficar mais ausente de casa. A partir daí, tornou-se uma pessoa mais solitária, pois todos ou trabalhavam ou estudavam.

Na análise, começou a associar o excesso de trabalho a um mecanismo de defesa contra o medo de abandono. Percebeu que aumentou sua carga de trabalho ao se engajar em um serviço comunitário a fim de evitar o sentimento de perda e solidão. Entretanto, nunca se queixava ou brigava para não aborrecer ninguém. Sua atitude básica era de subserviência e modéstia. Nunca contestava, mesmo quando sabia estar certa. Tinha horror a conflitos e os evitava "calando a boca". Realmente se podia notar uma permanente constrição muscular na zona oral, ao redor dos lábios.

Começamos a falar mais de seus conflitos e mágoas, dos quais parecia tomar consciência pela primeira vez. Porém, a paciente com freqüência caía em um mutismo, afirmando que nada mais havia a contar. Percebemos que esse mutismo apenas ocultava seu medo de me aborrecer com suas queixas e de eu considerá-la uma "ingrata". A transferência materna negativa foi assim se estabelecendo, e aos poucos a paciente pôde perceber que estava reagindo como se eu fosse sua mãe repressora e crítica. Esta sim era uma pessoa que não admitia "queixumes e reclamações".

O complexo materno negativo da paciente criara uma estrutura de personalidade rígida com um ego enfraquecido e cindido. Seus desejos, por serem sempre considerados "coisas menores", foram tão reprimidos que se tornaram inacessíveis à consciência. O revelar de seus sentimentos por vezes vinha acompanhado de um agravamento de suas dores. Era como se cada sentimento reprimido correspondesse a um músculo contraído, e a possibilidade de expressá-lo pudesse ser seguida de punição (tal como fazia a mãe). A paciente começou a revelar uma profunda tristeza pelos desejos postos de lado, substituídos pelo senso de dever (que lhe garantia ser aceita), e passou inúmeras sessões chorando copiosamente.

Beth começou a perceber que sua estrutura masoquista e depressiva a levava continuamente a se sacrificar pelos outros, a ponto de vestir-se com roupas velhas e remendadas, muito aquém do que poderia comprar. Ela afirmava que daquela maneira "não correria perigo de ser criticada por gastar demais".

Na décima sessão, Beth relata o seguinte sonho: "Estou em uma rua feia, esburacada, escavada pela enxurrada. Há dois caminhões cheios de caixas com ovos. Eles tentam subir a ladeira, mas estão muito pesados e escorregam. Os motoristas forçam tanto os motores que eles ficam superaquecidos e há ameaça de fogo".

Associações: A paciente associa a ladeira à rua da casa de seus pais, onde fora criada. A enxurrada é associada à sua mania de limpeza e às constantes faxinas que faz no quintal com o esguicho. Os caminhões carregados, ao seu sentimento constante de peso no corpo e à dificuldade de andar. Os ovos são associados com algo novo a se desenvolver.

Interpretação: Por meio desse sonho podemos começar a perceber como sua atividade constante de lavar estava criando "buracos" que impediam o fluxo normal do trânsito. Embora como primeiro sonho possamos observar uma possibilidade positiva de desenvolvimento no processo analítico, expressa na imagem dos ovos, o excesso destes também cria dificuldades. Um potencial de tão grande peso, mas não utilizado por tantos anos, implica que alguma perda teria de acontecer para que este pudesse se realizar. Isto é, alguns ovos teriam de ser postos de lado e o chão teria de ficar menos limpo para que os caminhões pudessem chegar a seu destino. Beth chegou a essa conclusão por si mesma, e conversamos como isso poderia acontecer em sua vida cotidiana. Forçar uma subida com toda a carga nessas condições provocaria um incêndio, e nesse momento a paciente se lembrou da sensação de ardor nas articulações. Percebeu que quando tentava forçar a "subida", esforçando-se em demasia, a sensação de ardor e a dor nas articulações aumentavam.

Por outro lado, abrir mão de desejos recém-descobertos não era fácil. E manter-se amarga e ressentida por não tê-los realizado também não parecia a melhor solução.

A paciente começou a lembrar-se de como gostava de música e de dançar quando criança e de como não se permitia fazê-lo porque se sentia desajeitada e endurecida. Era como se tudo que fosse vida e flexibilidade houvesse sido amarrado e a paciente, aprisionada por cadeias, tivesse seus movimentos enrijecidos e limitados. Sua aparente adaptação a havia transformado em uma boneca obediente, eficiente e sem identidade. Sua atividade sacrificante somente tinha sido impedida pela doença que se agravara nos últimos anos.

Até então ela obedecia cegamente a todas as solicitações externas. Seu altruísmo chegava a ser obsessivo, e quando não conseguia cumprir determinada tarefa era tomada por um sentimento de angústia insuportável. Percebeu então que, como ela nunca dizia "não", seu corpo agora a defendia de um longo abuso.

Ziegler (1983) associa a artrite reumatóide à filosofia estóica, em que paciência, obediência e altruísmo tinham papéis predominantes. Os estóicos, tal como a paciente, desprezavam o corpo e suportavam as mais severas condições de vida com o intuito de alcançar um estado superior. Eram auto-suficientes e evitavam qualquer emoção, impulso ou desejo.

Lentamente, percebemos que a paciente não podia abdicar de seu estoicismo, pois essa era a única forma de exercer o poder. Estar acima de seus desejos trazia-lhe um sentimento de superioridade insubstituível. A falta de limites quanto à atividade física, mesmo sem sentido ou utilidade, dava-lhe a sensação de ser superior. "Necessitar" era algo inferior que pertencia aos seres menos desenvolvidos.

A seguir reproduzimos outros sonhos relatados pela paciente.

"Eu estava em uma moto. Estiquei a parte traseira e daí saiu uma tampa, onde uma senhora e uma moça se sentaram. Saí em alta velocidade. No caminho havia muitas ripas e tábuas. Só havia uma passagem estreita e uma curva por onde passei. Deixei as duas mulheres. Peguei um carro dirigido por um homem. Ele subiu uma ladeira muito inclinada de terra escura. Subiu em demasia e caiu, mas depois a estrada continuou normalmente."

"Um carro preto subia uma ladeira e fervia no meio do caminho. Quase pegou fogo." (25ª sessão)

Associações: A paciente vê a moto como um veículo rápido e ágil, mas nunca andou em nenhuma. Beth diz que as duas mulheres são ela própria e a mãe. O homem é desconhecido e a ladeira se parece com a do sonho anterior. O carro preto se parece com o antigo carro do pai, da década de 1950.

Interpretação: Vemos que a análise liberou uma grande quantidade de energia (aprisionada no complexo materno), representada pela moto rápida e flexível. Entretanto, ao deixar as mulheres e ser dirigida por um homem, este força a subida e então há uma queda. Começamos a perceber que, quando seu lado masculino assume a direção, ele a força a ter atitudes estóicas que levam ao desastre.

Beth se recorda que sua mãe apenas lhe dava atenção quando fazia corretamente as tarefas, e o relacionamento com o pai centrava-se mais ainda nas suas conquistas escolares e domésticas. Esforçava-se em demasia para ser amada por ele, que admirava mulheres "objetivas", "econômicas" e "não-emotivas". A paciente assumiu, desse modo, a repressão paterna quanto à sua feminilidade, uma questão que aparece com clareza no seguinte sonho: "Abro um guarda-roupa antigo. Ele está cheio de paletós velhos. São paletós masculinos e sem as calças".

Associações: Os paletós velhos eram os do pai. E sem calças porque Beth sente que vestiu somente a parte de cima. "Na parte de baixo sou mulher. Tenho filhos para provar quando meu marido reclama que não sou mulher."

Interpretação: Esses paletós paternos seriam a própria armadura que a paciente usa em seus relacionamentos. Paletós que a obrigam a ser distante e "objetiva". Mas estão velhos, como uma atitude já desgastada e perto da consciência. Uma parte de sua identidade feminina foi preservada na maternidade.

Na 37ª sessão, a paciente relata com surpresa que há dias não tem se lembrado da artrite. Apesar de ser inverno, as dores haviam diminuído consideravelmente, a ponto de ela se esquecer da doença.

Proponho um trabalho direto com a doença, agora que seus aspectos redutivos estavam mais conscientes, e a paciente concorda.

Solicito a Beth que se sente confortavelmente e, de olhos fechados, concentre-se na articulação mais dolorida. Ela diz que seu joelho é a parte mais sensível naquele momento. Solicito que se concentre nesse ponto, tentando observar o que está acontecendo ali. A paciente relata que é um tipo de "aflição" acompanhada de um "dolorido". "Uma aflição esquisita que melhora quando junto os dois joelhos." Percebe, ao juntar e separar os joelhos, que faz um movimento defensivo contra uma invasão: invasão sexual por parte do marido. Emerge nesse momento um intenso ódio pelo marido, um misto de nojo e repulsa que ela nunca demonstrou.

Beth se lembra de inúmeras ocasiões em que se sentia indisposta ou ressentida com o marido e, no entanto, manteve relações sexuais "pois essa era sua obrigação de esposa", uma forma de "garantir que ele não procurasse outra".

Começamos a compreender que o endurecimento dessa articulação era um mecanismo defensivo contra movimentos obrigatórios, contrários ao seu desejo. De fato, a artrite no joelho era uma defesa que visava protegê-la dessa violência e, ao mesmo tempo, a melhor expressão do *Self* diante do conflito entre o desejo de poder (manter o marido) e Eros (ódio do marido). Uma atividade neurótica era então compensada por uma limitação de movimento que protegia a paciente de um mal maior: a continuação de uma relação sexual odiosa.

Na sessão seguinte, Beth relatou os seguintes sonhos:

"Vejo uma árvore muito frondosa, mas toda seca por fora. Agarro-me a um cipó com seiva para apanhar dois frutos amarelos que estão no alto da árvore."

"O pai de uma amiga me acolhe com muito carinho, me dando muito amor."

Associações: "A árvore sou eu mesma, como o mundo me vê. Seca, sem vida. Mas, por dentro, tenho seiva e posso dar frutos, só que ainda estão difíceis de ser alcançados. Tenho inveja da amiga que tinha um pai sempre companheiro e carinhoso."

Interpretação: A paciente começa a perceber que há uma dissociação entre sua expressividade e seu mundo interior. Surpreende-se ao perceber que tem "seiva", isto é, que há vida criativa dentro de si. Ao mesmo tempo, poderíamos dizer que há uma melhora no complexo paterno que agora aparece em sua polaridade positiva.

Nas sessões seguintes continuamos trabalhando com os sintomas nas articulações, dando-lhes vozes. Como veremos no relato a seguir, a raiva é a emoção predominante que emerge por meio da técnica de imaginação ativa.

Na 42ª sessão a paciente, já mais consciente das tensões nos joelhos, propõe investigar a dor no punho direito que a vinha incomodando bastante nos últimos dias. De olhos fechados, concentra sua atenção nesse ponto. Relata um aumento da dor, como se houvesse uma algema amarrando fortemente seu punho. Peço a ela que imagine a algema apertando mais ainda e depois tente "ver" quem segurava a algema. A paciente sente um aumento de temperatura, como se a algema estivesse queimando sua pele, e "vê" o marido dando risada sadicamente, segurando uma chave.

A figura do marido mistura-se com a do pai e a paciente chora com raiva, sentindo-se impotente. Diante da força dos dois, nada podia fazer: "Sou uma marionete presa pelos punhos e tornozelos que dança segundo a música que eles tocam. Não tenho vontade própria. Ando e pulo incessantemente segundo a vontade deles. Ninguém me protege. Tenho que ir".

A paciente sai da imaginação ativa chorando muito e levanta-se com vontade de ir embora antes do término da sessão. Sente seus punhos e tornozelos queimando e reclama que agora está muito pior do que antes de iniciar a terapia.

Solicito que retorne à imaginação e tente conversar com o pai/marido, o que a paciente faz com certa relutância. Depois de alguns segundos (vinte, aproximadamente), a paciente abre os olhos dizendo que é inútil prosseguir, que não há nada a fazer. Ficamos com esse sentimento de impotência ao qual nos referimos mais tarde em outras sessões e que foi reforçado pela imagem que teve antes de adormecer: "Estava com dificuldade de dormir. Respiro com dificuldade. Vejo que minha aliança está prendendo meu peito, impedindo-me de respirar mais livremente".

"Sonhei que olhava um prédio sendo construído. Um enorme guindaste levava blocos de madeira para cima, formando camadas quadradas. Eu estava no alto de uma sólida construção. Uns vinte homens puxavam uma máquina para continuar construindo o prédio que já está quase terminado. Eu estava em uma armação tipo ponte. Era uma ponte branca sobre um espaço preto. Pensei que precisava ter muito cuidado, mas percebi que havia uma pessoa que me conduzia para frente com segurança." (44ª sessão)

Associações: Vinte homens, 20 anos. A paciente se lembra de que nessa idade se casou e parou de esperar que algo de bom lhe acontecesse. Sente que aos 20 anos desistiu de lutar e entrou para a "vida adulta". Construção, prédio, ponte: a paciente se pergunta o que construiu ou se agora estaria começando uma nova construção. Atravessar a ponte: não consegue. Tem tontura em lugares altos ou em travessias. Mas sente segurança na pessoa que a ajuda e a associa com a terapeuta.

Interpretação: Poderíamos entender esse sonho como uma retomada do momento em que a paciente abdicou conscientemente de seus desejos e aceitou a aliança como uma algema em brasa. O medo de altura ou de travessias correspondia ao medo de se soltar e se arriscar em situações desconhecidas e, ao mesmo tempo, era uma referência à sua tendência depressiva. Percebemos que a relação transferencial mudou, pois a terapeuta agora servia como guia e ativava o complexo materno na sua polaridade positiva. Essa confiança estabelecida deu força à paciente para que pudesse começar a lutar contra o complexo paterno negativo.

Na 57ª sessão, em um trabalho de imaginação ativa, proponho à paciente que se concentre no corpo e na articulação mais presente. Beth fixa sua atenção nos dedos atrofiados. Mal consegue abri-los: qualquer movimento é doloroso. Volta à sensação das algemas nos punhos e percebe que teria de utilizar os dedos para se libertar. Nem o marido nem o pai viriam ajudá-la. Tinha de fazer isso sozinha. Percebo que com grande esforço a paciente começa a movimentar os dedos da mão direita como se estivesse abrindo uma fechadura no punho esquerdo. Faz o mesmo com a mão esquerda. Seu movimento é lento e aparentemente sofrido. Termina com um sorriso. Sabe que ainda não está livre, que teria de repetir esse movimento várias vezes, o que faz espontaneamente em casa diversas vezes ao dia.

Nas sessões seguintes, a paciente relatou que pela primeira vez em anos conseguiu mexer os dedos doloridos. Sentia que a seiva da vida corria para a periferia e a árvore seca começava a ganhar vida. Já podia se estender mais e começou a brigar com o marido e os filhos.

Oriento-a para que se exercite em casa com a visão da seiva correndo por seu corpo, concentrando-se nas regiões mais afetadas. Algumas semanas depois, Beth relata uma sensível melhora na inflamação e na dor, principalmente nos joelhos, no punho e nos dedos.

Ao mesmo tempo, as brigas com o marido tornam-se mais violentas e ele se recusa a continuar a pagar o tratamento da esposa, como forma de retaliação ao que ele considera uma terrível piora. Sem qualquer preparo profissional, a paciente não consegue arrumar emprego e, depois de algumas sessões, o tratamento é suspenso.

Beth retorna uma vez por mês durante um ano, relatando suas batalhas com o marido e a nova posição social que vem alcançando. Consegue um emprego como vendedora em uma loja e muda seu modo de se vestir. Sua aparência agora é mais jovial e alegre. Diz que consegue "manobrar" o marido e faz o que deseja. Embora a artrite reumatóide não tenha desaparecido por completo, já não sente dores e a inflamação aparece somente nas mãos, quando está cansada ou sob estresse.

Beth entende que a doença pode voltar caso se desvie do caminho de si mesma, caso deixe de "obedecer a si própria" e comece a "obedecer aos outros".

Símbolo central do processo

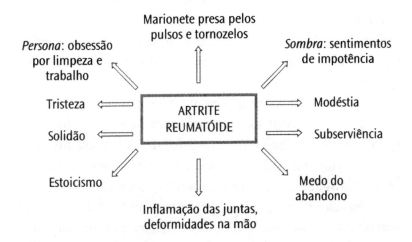

Figura 5.2 A "estóica".

Percebemos que a artrite reumatóide de símbolo passou a ser um sinal. Um sinal que mostrava quando estava ultrapassando um limite e saindo de seu eixo (figura 5.2).

Ao tomar consciência disso, a paciente desejou parar a terapia para se sentir ainda mais "dona de seu destino" e para "testar sua força". E assim a terapia foi concluída.

A análise teve a duração de 79 sessões de cinqüenta minutos cada uma, ao longo de dois anos.

Em alguns aspectos, a paciente correspondeu à descrição encontrada na literatura sobre pacientes com artrite reumatóide: apresentava uma personalidade rígida, conformista, superativa e auto-sacrificada.

O fator estressante desencadeante, segundo a paciente, foi a solidão, agravada pela saída da filha caçula. Entretanto, como

134 DENISE GIMENEZ RAMOS

pudemos observar, a situação de frustração e angústia é anterior e já havia sinais de disfunção muito antes desse evento.

A artrite reumatóide, como símbolo, está aqui associada aos complexos parentais. Seu conformismo e subserviência foram os mecanismos usados para que ela se protegesse de uma possibilidade de rejeição, um falso altruísmo usado como defesa contra a angústia de não ser amada.

A doença, ao restringir seus movimentos, impediu também que continuasse com sua hiperatividade defensiva, obsessiva e servil. Se por um lado a repressão dos desejos criava um sentimento de superioridade, por outro produzia intensa tristeza e ressentimentos que eram acumulados nas articulações.

Ao "parar", o organismo protestava contra o desvio do desenvolvimento normal. Nódulos de tristeza se acumularam no corpo, sinalizando a necessidade de transformação. Paradoxalmente, a doença a salvou de um mal maior: continuar vivendo sem desejos, desvinculada de seu *Self*. Poderíamos dizer que as articulações inflamadas revelaram a "inflamação psíquica", sua revolta muda contra uma violação constante de sua essência.

Se por um lado o "enrijecimento" revelava o enrijecimento de sua psique, por outro foi o símbolo pelo qual a paciente pôde reassumir o controle de seu processo e deixar a "seiva correr novamente".

A resignada: quando as células se revoltam (câncer)

A paciente é uma mulher de 32 anos de idade, pedagoga, que procurou análise porque, após ter feito uma cirurgia para extração de um melanoma,[3] encontrava-se muito assustada e com medo de morrer.

Histórico

Cecília é solteira e mora com a mãe. Trabalha em uma escola como orientadora educacional. Há cerca de dois meses, uma pinta que havia no lado interno da perna direita tornou-se mais grossa, começou a coçar e sangrar. Ela procurou um médico, que fez o diagnóstico de melanoma, o qual foi extraído cirurgicamente em seguida. Cecília foi orientada a retornar periodicamente ao médico para fins de controle da doença.

Ela relatou que estava muito deprimida meses antes do aparecimento do câncer devido ao rompimento com o noivo havia cerca de sete meses. Os planos para o casamento já estavam acertados quando ele decidiu retomar seu relacionamento com a ex-esposa. Inconformada, Cecília entrou em desespero e começou a persegui-lo no trabalho e em casa. Nesse período, havia dias em que não tinha forças para ir trabalhar e ficava na cama chorando.

Depois da cirurgia, ela ficou um pouco mais calma e conformada. Atribuiu a doença ao seu sofrimento emocional e ao desejo de morrer. Com a doença ela sentia que havia levado um susto e decidiu reagir, embora ainda caísse em profundas depressões e a idéia de suicídio às vezes lhe viesse à mente. Temia que, se "continuasse assim, ia morrer mesmo", "a doença tomaria conta e não teria nada que a segurasse". A paciente esperava que a análise a ajudasse, de algum modo, a se "sentir melhor ou a morrer mais rápido e sem dor".

Primeiras observações clínicas

Cecília aparenta ter mais idade do que realmente tem. O rosto marcado por rugas, os cabelos grisalhos e a fisionomia tristonha fazem-na parecer desgastada e amargurada. Chora muito ao contar a dor da separação e só se acalma com a fantasia de que "um dia ele vai se arrepender e voltar". Quando percebe a impossibilidade disso, cai novamente em depressão e chora.

Desenvolvimento do processo analítico

A análise nas primeiras sessões consistiu em acolher o sofrimento da paciente. Seu choro contínuo e desesperado impedia qualquer intervenção analítica. Foi sugerida uma consulta psiquiátrica para medicação antidepressiva, mas a paciente recusou. Disse que poderia se "agüentar". Por outro lado, tinha certeza de que se tivesse acesso à medicação não resistiria à tentação de utilizá-la para se matar.

O primeiro sonho analítico (quinta sessão) coloca o processo em uma perspectiva positiva e, em parte, tranqüiliza a analista, que então temia que a paciente de fato cometesse suicídio:

"Eu estava no mar com outras pessoas. Tinha de atravessar para o outro lado, para uma praia que ficava em frente à praia em que eu estava. As ondas eram altíssimas e no mar havia uns animais brancos, pareciam algas que queimavam. Eu já tinha uma queimadura no dorso da mão direita. Quando as ondas das duas praias se encontravam, havia um grande choque de águas. Mas eu tinha que ir para o outro lado e me esforçava. Sabia que se conseguisse passar aquele trecho seria muito fácil chegar à outra praia. Cheguei. Uma moça nua sai da água comigo. Há muitos mosquitos. Vamos para a estrada, peço ajuda. Um carro pára, dá uma toalha para a moça e partimos no carro."

Associações: O mar dá a sensação de travessia. Cecília tem de fazer uma passagem: animais brancos e perigosos a ameaçam e ela se recorda que quando criança fora queimada por uma água-viva ao andar descalça na praia. Nesse período, o pai havia aca-

A PSIQUE DO CORPO 137

bado de sair de casa para viver com outra mulher. Queimadura também a faz lembrar-se do melanoma.

Interpretação: Como sonho inicial, podemos entendê-lo como um prognóstico positivo para o processo analítico. A travessia é difícil, mas a sonhadora consegue realizá-la. Há queimaduras e picadas de animais primitivos, mas elas são superáveis. Isto é, no percurso haverá situações dolorosas, mas o resultado é positivo, pois do mar emerge uma moça nua, despida de sua *persona*, e ambas seguem um novo caminho. A lembrança do pai é dolorosa e associada ao abandono. É provável a existência de um forte complexo paterno associado à *sombra* expressa na figura da menina abandonada.

Cecília sempre teve várias pintas espalhadas pelo corpo, as quais associava com o pai, porque ele também apresenta pintas semelhantes. Ao ter o melanoma extirpado, pensou que estava cortando uma ligação com o pai, rompendo um vínculo com ele, e sentiu alívio, por um lado, mas também muito medo de perdê-lo.

A separação dos pais ocorreu quando Cecília tinha 11 anos de idade. Foi um evento muito difícil porque a mãe não admitia a separação e fez "grandes escândalos" para que o pai voltasse. A mãe nunca se recuperou: tornou-se deprimida, agia como uma criança abandonada e criava uma série de dificuldades para a filha e seu irmão caçula. Esse irmão mora no exterior e há anos não se comunica com a família. Desde pequeno ausentava-se para passar mais tempo em casa de amigos. A paciente sentia-se então responsável pela mãe e culpada quando a deixava sozinha.

Cecília considera o período em que ficou com o noivo o ano mais feliz de sua vida. Ele aceitava sua mãe e até imaginou que os três poderiam morar juntos. A paciente criou uma série de fantasias de como iam viver e não entendia a causa do rompimento, pois o casal raramente brigava. Atribuía a separação à pressão da ex-mulher do noivo, mas depois percebeu que "ele realmente não se importava com ela". Para ele, "tudo tinha sido somente um passatempo e uma atração sexual". Foi a partir desse momento que Cecília entrou em depressão.

Os sonhos que se seguiram têm um padrão comum de acidente, doença e morte:

"Eu estava em casa, minha mãe estava em outro aposento. Tenho muito medo de ladrão. Eu havia morrido, só descobriram meu corpo dois dias depois. No início, eu achava que era suicídio, mas depois descobriram um braço e uma perna quebrados. Mas eu ainda achava que era suicídio, pois eu já havia morrido há dois dias e os ossos quebram com muita facilidade."

"Estão abrindo uma cova em um cemitério. Removem toda a terra. Vejo um caixão, parece um engradado. Nele há o corpo de uma moça. Dentro do túmulo há dois cadáveres antigos. Passam com o caixão por uma dessas prateleiras com o cadáver. Dizem que cheira mal. Eu observo de fora. Uma prima mexe em um dos caixões e posso ver o rosto. É o esqueleto de um dos corpos."

"Um enorme estrondo. É uma trombada de trens que andam de marcha à ré." (25ª sessão)

Associações: Cecília fica muito emocionada com esses sonhos e os associa a seu sentimento de solidão e perda. Cemitério é um lugar aonde gosta de ir. "Gostaria de poder entrar em um túmulo e ali dormir."

Após essa associação, a paciente silencia. Com o olhar perdido, parece inatingível por alguns momentos. Ao retornar, conta que se sentia como se estivesse nesse túmulo e que ali, embora frio e malcheiroso, era onde queria ficar.

Interpretação: Embora a paciente ainda não estivesse em condições de assimilar qualquer análise mais profunda, pudemos entender seus sonhos como um retrato do trauma que ela experimentou ao viver uma ruptura amorosa. Por outro lado, o início de uma descoberta de situações passadas (a escavação no cemitério) – situações em que provavelmente já sentira o mesmo sofrimento – deixa-a sem energia e a deprime. Os trens andando de marcha à ré e se chocando poderiam indicar uma regressão conflitiva. Uma trombada catastrófica, semelhante ao embate dos dois mares no sonho anterior, só que agora em um plano mais consciente. Em seguida, a hipótese de que nesse rompimento Cecília revivia o abandono pelo pai será confirmada.

Solicito à paciente que tente rememorar as situações em que se sentiu em um lugar frio e malcheiroso. Lembra-se de estar sentada na escada do quintal de sua casa e ficar vendo o pai carregar o carro com suas malas. Não tem o que dizer. Gostaria de impedi-lo, mas não consegue se mexer. A mãe está fazendo uma "cena" e quer que a filha faça algo. Ela sente frio e não consegue se mexer. Só quer que a mãe pare de falar. Deseja ir para um lugar silencioso, sem gritos. Não quer mais falar. Nesse momento, Cecília sente dor no local da cirurgia.

Começamos o trabalho de desenterrar os cadáveres. Um deles é o de seu pai. Cecília tinha de ser "dura". Não podia se desesperar como a mãe. Tinha sempre disfarçado seu sofrimento, fingindo que tudo estava bem para "alegrar" a mãe. Tinha sido sempre ótima aluna e filha, aceitado todas as agressões sem devolvê-las, não tocava no assunto "pai" e evitava se meter em confusão, o que deixaria a mãe ainda mais "nervosa". Encontrava-se raramente com o pai e, nessas ocasiões, com medo de que ele não voltasse, procurava também só falar de "coisas boas, para não aborrecê-lo".

Podemos perceber aqui que a paciente possuía traços de personalidade semelhantes àquele anteriormente descrito como o Tipo C. Solidão, auto-sacrifício e resignação tinham sido suas defesas. E sua personalidade havia se estruturado segundo esses parâmetros.

Trabalhamos bastante esses aspectos e a raiva começou a emergir. Cecília retornou, por meio da imaginação ativa, ao momento da partida do pai, e pôde então expressar todas as suas emoções e ressentimentos. Nessas ocasiões, ela se queixava de dor na região da cicatriz, embora não houvesse razões médicas para essa sensação.

Começamos a perceber também a semelhança entre a situação vivida com o pai e com o noivo, evidenciando-se com este último o desejo de solucionar aquilo que em criança não pôde fazer com o pai.

Por um lado, havia a Cecília *filha do pai*: a intelectual, boa aluna e disciplinada, que durante anos havia abdicado do lado mais erótico da vida para dedicar-se à profissão. Por outro, ela era possuída por uma identificação negativa com a mãe. "Tinha horror" a se parecer com ela, "mulher fraca e dependente". Entretanto, em sua relação com o noivo, Cecília descobriu-se com falas semelhantes às da mãe.

O complexo materno negativo havia se constelado na sua dificuldade de ter amigas, de ver todas as mulheres como inferiores, e no afastamento de seu próprio corpo. Cuidava dele como dever e não com prazer. Mantinha-o "limpo, higienizado e saudável". E o fazia como uma obrigação.

Sonhos

"Vejo três cães pretos policiais. Uma mulher os segura pela coleira. Eles escapam e me atacam."

"Olho por uma vitrina bailarinas fazendo exercícios. Estão repetindo os movimentos até que eles fiquem perfeitos." (40ª sessão)

Associações: "Medo de cães, principalmente de policiais. Sempre tenho a sensação de que vão me agredir sem razão. Estão com raiva. Algo vai fugir do controle. Não posso confiar em mulher. As bailarinas são perfeitas, leves. Devem se matar até conseguir a perfeição."

Interpretação: Inicia-se a liberação da raiva (que ela vê nos cães). Tem medo de perder o controle e de machucar alguém (ou a si mesma?). O desejo de perfeição vem do complexo paterno. Sempre procurou ser "perfeita" como o pai, o homem perfeito. A bailarina é aquela que transcende pela perfeição, que cumpre seu dever mesmo que para isso tenha de reprimir o corpo e distorcê-lo para conseguir "movimentos superiores".

Algum tempo depois, Cecília tem o seguinte sonho:

"Um homem muito importante vai para algum lugar, mas não quer ser visto. Então, há uma tropa de carros pretos. Três homens se vestem do mesmo jeito, entram em três carros paralelos. Um deles é o chefe. Era o modo de despistar os outros. Muitos carros pretos o acompanham para protegê-lo, mas o inimigo se infiltra, disfarçado entre os carros. Todos vão para um túnel, mas os três carros ficam bloqueados. Digo para alguém que não adianta prosseguir porque os carros já foram bloqueados." (45ª sessão)

Associações: "Carros pretos são carros da máfia. Estão tentando proteger o chefão. Não sei se o inimigo é a polícia ou outro grupo rival deles. Sensação de estar sem saída. Perigo. O carro de meu pai é preto. Lembro-me da cena de casamento da filha do chefe da máfia no filme *O poderoso chefão*. Acho as mulheres submissas ao poder dos homens e sem saída."

Interpretação: O complexo paterno, em sua polaridade negativa, manifesta-se aqui como repressor e controlador. Detentor do poder, não vai abrir mão facilmente de sua filha. Por outro lado, pelo sonho, esse poder está ameaçado. O conflito bloqueia um canal energético (o túnel), mas encontra-se mais perto da consciência. Como lutar com esse poder é a próxima questão.

"Sou uma índia, matam meu namorado. Vou beber água e o encontro morto no tanque. Fico chocada. Tem um enorme índio ao meu lado. Digo que vou enterrá-lo. Ando por umas terras. Há alguém comigo. Digo que quero enterrá-lo sozinha. Não preciso da ajuda das pessoas que estão lá embaixo. Alguns animais domésticos me seguem. Um pato e um doce burrinho. Sei que o enorme índio vai carregar meu namorado para que eu possa enterrá-lo." (47ª sessão)

Associações: "Índio, homem forte e primitivo. Acho que foi morto a tiros pela polícia. É como nos filmes de bangue-bangue. Os índios sendo mortos pelo exército. Ou como está acontecendo aqui no Brasil."

Interpretação: Se entendermos a figura do índio como uma imagem do *animus*, sua morte pelo poder patriarcal representa mais uma vez o aprisionamento da paciente no complexo paterno. O aspecto positivo desse sonho é a presença de outras forças primitivas (o índio e os animais) que a auxiliam na jornada.

A paciente sente-se bloqueada e sem energia. Ainda absorta na dor, não consegue produzir ou trabalhar.

"Há um incêndio em minha casa. Olho de longe. Estou em um carro com minha mãe. Tudo está muito escuro, estamos numa via expressa. Tenho de parar o carro, pois não consigo ver nada. A bateria do carro acabou, então vou ligá-lo na eletricidade." (49ª sessão)

Associações: "É exatamente como me sinto, sem forças, sem vontade. Não sei como ligar um carro a eletricidade."

Interpretação: A paciente, deprimida, percebe as emoções descontroladas (o fogo) destruindo sua vida e, na falta de energia própria, tenta se ligar a uma fonte social (a rede elétrica), a qual, no entanto, por depender de uma ligação, não permite que vá muito longe. Conclui que, no momento, essa seria a melhor solução, isto é, ligar-se àquilo que a sociedade poderia lhe oferecer.

"Estou saindo de casa para levar minha avó a algum lugar. Estou no carro com minha mãe e mais duas jovens. Sento-me no banco de trás e minha avó no lugar do motorista. Digo que é impossível guiar desse jeito. Mostro para minha mãe que não alcanço a direção e os pedais. Então, com dificuldade, minha avó vai para trás e eu para a frente. Temos que subir uma montanha e no caminho minha avó começa a chorar. Não quer subir, está gagá, tentamos convencê-la, ela cai." (55ª sessão)

Associações: "Minha avó é bem tradicional. Sempre muito submissa ao marido e sempre ótima dona-de-casa. É distante e pouco carinhosa. Lembro-me da lenda japonesa de levar os velhos para morrerem na montanha. Minha avó já está bem velha. Acho que não vai durar muito."

Interpretação: A avó representa a atitude materna antiga e ultrapassada. Ao tomar a direção em suas mãos, a paciente assume o controle de seu processo e deixa o que está ultrapassado para trás. Aqui temos a relação com o sonho dos mafiosos. A avó era italiana e costumava contar histórias sobre a máfia. Desse modo, parece que a paciente começa o enfrentamento com os complexos parentais ao assumir ela mesma a direção de sua vida, o "carro".

"Estou lutando com um homem. Parece um homem de cera. A barriga dele está aberta e vejo seus intestinos e seu coração. Pego um cálice e bebo seu sangue. Ele me diz que, se eu beber o sangue dele, vou saber seu nome, e se eu o contar para todo mundo, ele perderá o poder." (57ª sessão)

Associações: "Lembro-me do conto de fadas em que a princesa tem de descobrir o nome do anão para que ele não leve seu filho. Nunca vi nada parecido com esse sonho. Parece algo muito profundo e esquisito."

Interpretação: A falta de referências e a sensação de estranheza quanto a este material levantam a hipótese de que o sonho se refira a conteúdos bastante inconscientes. Percebemos aqui a necessidade de uma identificação. Ao entrar em contato com o "sangue", isto é, com a essência desse complexo, seu significado vem à tona, provavelmente associado à figura paterna.

Essa interpretação foi confirmada com a análise sucessiva de diversas situações revividas com o pai. A paciente foi aos poucos percebendo a intensa relação que havia tido com ele e quanto havia se moldado para se assemelhar a ele.

Nesse período, Cecília queixou-se algumas vezes de dor na região operada e tinha fantasias de ser atropelada ou de estar hospitalizada e morrer.

Ao trabalharmos com imaginação ativa, pedi que ela se concentrasse na região operada e tentasse perceber o que estava acontecendo. Rapidamente, ela relata a cena em que sua perna estava sendo picada por vários insetos, o que provocava muita coceira. Lembramos do sonho inicial em que Cecília era picada ao fazer a travessia dentro do mar e da associação da picada com queimadura e afastamento do pai. Cada inseto tinha um nome. Era necessário descobrir cada um deles.

Num trabalho seguinte de imaginação ativa, a paciente concentra-se novamente na região operada e posteriormente faz o seguinte relato:

"Eu andava sozinha pela praia. Estava muito triste. Não tinha com quem conversar. Meu pai tinha ido embora. Queria que ele viesse me buscar para a gente brincar no mar, como sempre fazíamos antes. Mas ele não vinha. Eu andava, andava e, não sei como, pisei numa água-viva. Levei um susto. Queria meu pai.

A PSIQUE DO CORPO 145

Queria que ele viesse me salvar. Voltei para casa, mas minha mãe não sabia onde ele estava. Eu achava que a dor poderia trazê-lo de volta. Mas não adiantou. Chorei muito. Pensei que com a cirurgia [do melanoma] ele voltaria, mas também não adiantou. Uma pinta parece uma queimadura, não acha? Quando ela começou a coçar e queimar, lembro agora que pensei no meu pai. Pensei também que, se meu ex-noivo soubesse que eu estava com câncer, ele ficaria com pena de mim e voltaria."

A memória das fantasias ocorridas na época do diagnóstico do câncer começa a emergir e percebemos agora, com maior nitidez, a relação entre a queimadura, a rejeição paterna e o melanoma. Assim como a paciente, na infância, havia fantasiado que o pai voltaria para curá-la, na vida adulta, ao sentir a mesma rejeição por parte do noivo (pai), o mesmo símbolo (melanoma/queimadura) emerge como expressão desse sofrimento e tentativa de resgate do amor paterno.

A sombra, na imagem da menina carente e abandonada, fica também mais consciente, conforme podemos observar na série de sonhos com a figura materna e os bebês, que será relatada em seguida. Na maioria deles, as imagens apresentam dificuldade de dar à luz, ou bebês que morrem:

"Minha mãe deu à luz e morreu. O bebê é saudável. Ela sabia que ia morrer, por isso deixou tudo preparado."

"Minha prima ia fazer um aborto."

"Uma amiga está grávida, me diz que se sente muito mal."

"Um homem ataca uma mulher com uma faca. Ela corre pela casa tentando abrir as portas, mas tem certa dificuldade com os trincos. Finalmente, ela sai para a rua. Quando olho da rua para a janela, vejo minha mãe na janela superior da casa de minha avó. Ela cobre o rosto com as mãos. Há muito sofrimento em seu rosto." (65ª, 66ª e 67ª sessões)

Associações: "Minha prima já fez vários abortos. Gostaria de engravidar. Até tentei, para segurar o meu noivo, mas ele percebeu e se cuidou. Não tenho paciência com crianças e acho que nunca vou ter filhos. Fiquei irritada quando minha amiga engravidou. Não tenho pena do sofrimento dela. Meu pai machucou muito minha mãe."

Outros sonhos com material semelhante:

"Minha filha morreu, eu era solteira."

"Estou pela primeira vez trocando a fralda dela. Penso em deixar a janela aberta; assim, ela se resfria e morre. Vejo-a afundando e se afogando."

"Minha filha é grande. É atropelada e morre."

Associações: "Minha mãe me usa para suas necessidades. É egoísta, só pensa nela. Não se importa com o que eu preciso. Desde que meu pai saiu, eu fiquei sendo sua companhia. Tudo é comigo. Tenho pena, mas tenho raiva. Não posso sair de casa, nem consigo ter amigas. Não agüento mais."

Interpretação: A constelação do complexo materno traz à tona imagens negativas, ódio pela criança e pela mãe. Como "filha do pai", rejeita a maternidade que aqui é associada à *sombra*. Com esse material onírico e as associações de Cecília, podemos encontrar na *sombra* a menina carente, rejeitada e abandonada.

Sucedem-se sonhos, fantasias e pensamentos em que o conteúdo principal é sua própria destruição.

"Estou em um hospital. Há uma moça sentada chorando. Vou consolá-la. O sangue de seu ferimento espirra em meu rosto. Sinto gosto de sangue."

"Vejo M. [amiga]. Ela tem uma doença rara, parece que é distrofia muscular progressiva."

"Eu morri. Alguém avisa minha mãe. Acho que sou eu quem dá a notícia. Primeiro digo que sofri um acidente, assim ela se acostumaria aos poucos com minha morte."

Associações: Sensação de estar fraca, doente. Sem energia. Sua amiga M. é uma mulher infeliz e solitária.

A lembrança de cenas em que fora rejeitada e usada pela mãe sucede-se a essas associações. A paciente sente-se desvitalizada. A fantasia de uma recorrência da doença é muito freqüente. A paciente continua deprimida e sem energia para realizar qualquer atividade. Resignada com seu fracasso, o desejo de morrer é constante. Ela imagina a própria morte das mais diferentes formas.

A relação transferencial positiva é o único vínculo amoroso da paciente. É isso, segundo ela, que a impede de se matar. No sonho seguinte temos uma referência à etapa do processo:

"Estou com você [a terapeuta] em um tanque cheio d'água. A água se movimenta fazendo ondas. Você compara esse movimento com o sonho do mar." (85ª sessão)

Poderíamos dizer que esse sonho faz referência ao primeiro. Assim, estaríamos no centro do processo, no lugar em que as ondas se encontravam. O fato de ser um tanque em vez do mar é positivo, pois indica uma situação mais controlada, mais consciente, construída pelo homem.

"Tenho na minha testa, do lado direito, uma enorme excrescência que parece um cogumelo. O médico pensa em tirá-la." (87ª sessão)

Associação: "Será que vou ter outro tumor?"

Na mesma semana em que Cecília teve esse sonho, um exame ginecológico revelou um cisto na mama direita.[4] Segundo o médico, pelas características do cisto e pelos resultados de alguns exames, ele era provavelmente maligno. Cecília primeiro reagiu com pânico, medo de morrer, e depois com alívio. O surgimento do cisto fez que sua dor emocional diminuísse. Havia momentos, para sua surpresa, em que até mesmo se esquecia dela.

Levantamos a hipótese de que sua psique já soubesse da existência de um tumor antes mesmo que este se tornasse visível. Entretanto, pensamos, na ocasião, que o cisto seria menos ameaçador porque, no sonho, assumia a forma de um cogumelo. Talvez pudesse ser apenas uma excrescência temporária e frágil, tal como são os cogumelos. O mais importante era o fato de o cogumelo brotar de sua cabeça, o que reforçava a hipótese de que sua origem fosse emocional.

Logo a seguir ela teve o seguinte sonho:

"Um bebê (de poucos dias) é ressuscitado quando um médico espalha um creme por seu corpo." (89ª sessão)

Associações: "Não quero cirurgia ou cortes. Preciso é de carinho. A sensação do creme sendo espalhado pelo médico é de alívio e frescor; parece que eu estava queimada e com o creme fiquei aliviada."

Interpretação: O sonho fala de sua carência paterna. O médico é visto como a figura do pai que ressuscita o bebê, que por sua vez traz à consciência a *sombra* da menina abandonada.

A paciente começou a perceber sua relação transferencial com o médico. Desejava sua atenção como filha e ao mesmo tempo sentia que ele queria "cortá-la": ele havia recomendado uma cirurgia e aconselhou Cecília a remover também os ovários como medida preventiva, caso fosse confirmada a malignidade do tumor. Ela sentia que o médico se parecia com seu pai: objetivo e distante, tomando rapidamente as medidas necessárias sem se importar com seus sentimentos.

A paciente reagiu a esse encaminhamento com desespero. Era jovem, sonhava ainda em se casar e ter filhos. Essas cirurgias (mama e ovários) certamente seriam mutiladoras. Ao consultar o pai sobre a situação, constatou que ele teve atitude semelhante à do médico.

O desespero de Cecília tornou-se ainda mais evidente em outros sonhos:

"Um homem dirige abraçado a uma mulher. Alguém dá um tiro e mata a mulher. A bala atravessa a janela da frente."

"Tenho ovos de vários animais que começam a se abrir. Tenho dois filhotes de jacarés e várias cobras, dos quais tenho medo. Não sei bem o que fazer com eles. Coloco os jacarés em um lago, perto de casa, com uma rede por cima para não atacarem ninguém."

"Meus braços e peito estão cobertos de caranguejos verdes. Grito horrorizada para alguém me ajudar, mas ninguém vem." (93ª sessão)

Associações: "Medo da biópsia e da cirurgia. Não consigo manter um relacionamento. Sou sempre morta no final. Um homem sempre me fere. Os filhos de hoje são jacarés. Dão em ovos e não no útero. Jacarés e cobras lembram bichos primitivos, que matam a sangue frio. Estão em um lago perto de casa. É lá que vou morrer sem ter gerado nada. Gerei somente cobras e lagartos. Não confio no meu médico."

Interpretação: A mutilação era vista pela paciente como a morte da maternidade, da possibilidade de se casar e ter filhos. Aqui, Cecília percebe como esses desejos lhe são vitais e como a mutilação do corpo está associada à sua sombra.

A menina carente e abandonada teria de morrer porque não era bem tratada. Percebia agora que, se quisesse viver, teria de mudar imediatamente sua atitude e cuidar de sua "criança", sem entregá-la para que outros o fizessem. Cecília revive também a ferida do abandono paterno ao considerar seu médico um homem agressivo e destrutivo; ao mesmo tempo, ela sente que o empurra para este papel.

Os filhotes são répteis destruidores que podem se voltar contra aquela que os gerou. Não há identificação materna, nem possibilidade presente de amamentação, já que os filhotes não são mamíferos. Tudo se passa em um nível muito primitivo e arquetípico. Por outro lado, o fato de os ovos se abrirem é uma possibilidade de contato com os conteúdos que antes estavam inconscientes.

Paralelamente, devido à relação transferencial negativa que se estabeleceu com o médico, Cecília foi encaminhada para uma médica ginecologista mais empática, que solicitou novos exames.

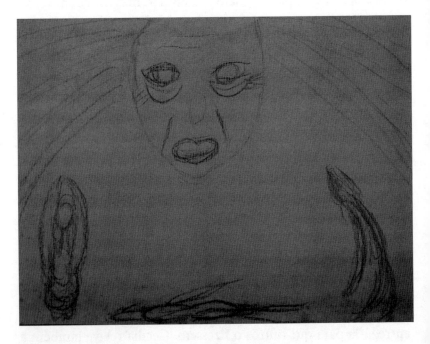

Figura 5.3 *Desenho da paciente*: "a mulher-bruxa".

A PSIQUE DO CORPO 151

Por sua vez, a emergência dos conteúdos maternos se acentuou na psicoterapia. A paciente sentia como se seu corpo estivesse contra ela mesma. Sentia que morreria porque seu corpo não gostava dela: para destruí-la, destruiria também a si próprio.

Solicitei que, por meio da imaginação ativa, tentasse conversar com seu corpo e perguntar por que ele queria destruí-la. A imagem de uma mulher gigante apareceu. Era uma mulher terrível que a odiava. A paciente tentou fugir. Para onde quer que corresse, a terra se abria em crateras. Ao tentar se esconder atrás de umas rochas, raios e chuva caíram sobre ela. Saiu do trabalho de imaginação sentindo muito medo e sem encontrar uma solução. Não havia diálogo possível com o seu corpo (107ª sessão).

A paciente desenhou em seguida a mulher-bruxa (figura 5.3) e percebeu que não havia nada a fazer contra essa terrível figura. Ela desejava sua morte simplesmente porque era má. Não havia saída. Morreria de qualquer jeito. O complexo materno na sua polaridade negativa eliciou o arquétipo materno também em sua polaridade negativa na figura da mãe-bruxa: a mãe destrutiva, presente no corpo da filha, queria sua destruição. As três mulheres que aparecem no desenho são a paciente tentando dialogar com a figura gigante. Sem êxito, porém, desiste e se prepara para morrer. Como lutar contra a mãe-bruxa impregnada em seu corpo? *Era como se as células de seu corpo se revoltassem contra ela mesma.* Como identificar o inimigo quando ele é parte de você mesma, quando ele é sua mãe? Algumas células tentavam destruí-la. Como identificá-las?

Cecília então desenha a si mesma deitada, derrotada, com uma ferida enorme que sangra e ameaça esmagá-la (figura 5.4). Num primeiro momento, imaginou que seria um seio aberto, com manchas escuras em seu interior. Mas, a seguir, percebeu que as manchas pareciam pássaros se encontrando e prontos para

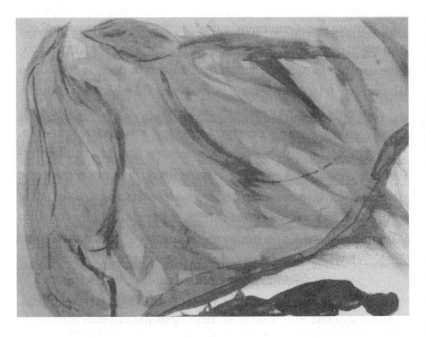

Figura 5.4 *Desenho da paciente*: "dois pássaros e uma mulher".

voar. Reforçou as formas com tinta preta e animou-se com o novo símbolo emergente. Mesmo sem compreendê-lo, sentia que era positivo.

Nesse período, devido à sua intensa angústia pela biópsia que seria realizada, a paciente teve sessões diárias durante cinco dias.

A figura 5.5, desenhada em uma das sessões seguintes, é resultado da proposta de imaginar o cisto em seu seio direito. O desenho representa a mesma mulher esmagada e vencida, aprisionada entre os ductos lactíferos.

Nas palavras de Cecília:

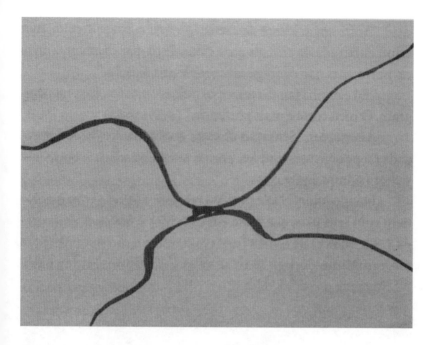

Figura 5.5 *Desenho da paciente*: "uma mulher derrotada".

"Nada pode fluir dos meus seios. Eles estão entupidos. Não há leite. Só sangue. Não tenho forças para me levantar. A mulher está esmagada. Precisa de ajuda."

Mas quem poderia ajudá-la?

Os sonhos que ocorrem durante esse período revelam sofrimento intenso:

"Uma família está sentada em volta de uma mesa. Chega um homem com uma pequena rede e dentro dela uma espécie de inseto vermelho. Ele diz que o inseto, só pela aproximação, mataria a todos. Primeiro as pessoas sentiriam a boca seca. Depois queimariam até morrer. O pai tenta fugir para pedir socorro, mas o homem vai atrás e o pega. Só a empregada consegue fugir."

"Sofri um acidente de carro. Quebrei o braço direito, mas estou enfaixada da cintura para cima. Peço que chamem o meu ex-noivo, mas não conseguem completar a ligação."

"Eu e minha família temos os pulsos cortados, mas não sangram. O meu corte é mais profundo." (109ª sessão)

Associações: "Sensação de estar quebrada, ferida. A empregada é a pessoa mais simples, porém mais direta. Fala o que pensa e chora por qualquer coisa."

Interpretação: Não é possível retomar a ligação com o noivo nem com seus pais, que estão envelhecidos e fracos. A empregada é seu aspecto de *sombra* mais expressivo e direto que precisa ser conscientizado, pois só ele se salva. O inseto nos lembra o pri-

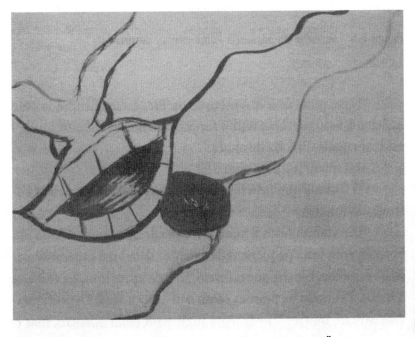

Figura 5.6 *Desenho da paciente*: "um monstro e um tumor".

meiro sonho em que aparecem os insetos e a queimadura. Estaríamos no meio do processo?

O desenho reproduzido na figura 5.6 é uma resposta à pergunta: "Quem poderia ajudar?" Aqui aparece um "monstro devorador"; "ele vai comer o tumor". Só ele pode combater a bruxa. "Só outro igual a ela poderia vencê-la." A mulher esmagada continua no canto inferior direito do desenho, agora rezando e pedindo ajuda. Segundo Cecília, o monstro não é bonzinho; simplesmente quer contrariar a bruxa e, por isso, vai ajudá-la. "Ele come o tumor."

Solicito à paciente que imagine o monstro devorando seu cisto várias vezes por dia. A paciente repete freqüentemente a imagem (cinco a seis vezes ao dia) e diz sentir calor na região do cisto.

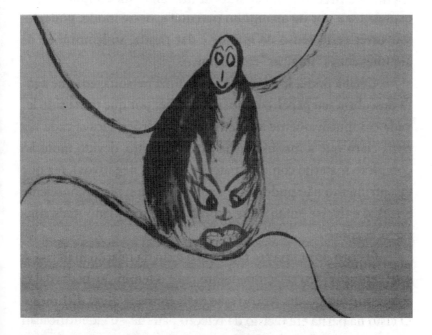

Figura 5.7 *Desenho da paciente*: "personagem cômico".

O desenho reproduzido na figura 5.7 mostra uma forma oval que se encontra nos ductos lactíferos, bem na região do cisto em sua mama. O corpo é do monstro, mas a cabeça é uma caricatura:

"Gosto dele. Ele é gozado. Tem senso de humor e controla o monstro. O monstro já comeu o tumor, só que pode se sentir poderoso e sair do controle, me atacar no lugar da bruxa. Mas aqui ela nada pode fazer, porque o cara de cima dá risada e o coloca na perspectiva correta. Diz que ele [monstro] não manda nada. Ele é transformado no joão-bobo [brinquedo] que se empurra de um lado para o outro, mas que não manda nada."

A paciente começava a perceber que sua reação emocional à perda do namorado era trágica e desproporcional ao que realmente acontecera. Havia sido muito mais uma atuação que expressava a dor do abandono parental e, desse modo, pôde desenvolver certo senso de humor e dar risada, ao lembrar-se de algumas cenas "trágicas" com o noivo.

Cecília podia se enxergar como uma personagem que agora descobria seu papel, e também perceber por que tinha sido levada compulsivamente a repetir certos padrões. Ficava cada vez mais claro que a inconsciência do sofrimento, devido tanto ao complexo materno como ao paterno (ambos negativos), fez que tal sofrimento não pudesse ser expresso em um plano consciente e verbal e tivesse então de se expressar em um plano mais concreto, corpóreo.

O cisto de mama era também o cisto da relação materna, o qual "entupia" seu relacionamento com o feminino-maternal e, ao mesmo tempo, era a expressão mais concreta dessa disfunção. O cisto na perna era o cisto da relação paterna, sua identificação corporal com o pai rejeitador.

A PSIQUE DO CORPO   157

Sonho:

"Uma criança cai na água. Ela estava brincando no gelo quando este se quebrou. Vou correndo ajudá-la, estendo-me no gelo para não quebrá-lo e dou a mão para a criança. Peço para alguém segurar meus pés para fazer uma corrente." (110ª sessão)

Associações: "Eu estava no gelo. Agora sinto que estou saindo, mas não está fácil. Tenho medo de mergulhar e não conseguir voltar à superfície."

Interpretação: Aqui podemos ver a criança no gelo como um aspecto da *sombra* ferida, sem afeto, que ainda corre o risco de ser morta. Entretanto, seu desejo é de salvá-la. Quando tem de lutar pela vida, Cecília assume uma postura ativa e se esforça para sobreviver. Lembramos aqui do "frio" que sentiu quando o pai deixou sua casa.

Dois dias após essa imagem e esse sonho, a biópsia revela que o cisto era benigno. A médica atribuiu a diferença de diagnóstico a erro do médico anterior. A paciente atribuiu esse fato ao trabalho analítico realizado. Fica aberta a questão: teria o intenso trabalho analítico desse período provocado uma alteração no nível celular?

"Estou no mar. As ondas vêm fortes, mas eu consigo nadar. Tenho de lutar muito para não me afogar. Alguém atira uma bola de tênis com força contra mim. A bola bate no meu peito e quebro uma costela. Estamos em uma praia distante. Acho um telefone na estrada, mas não sei o nome da praia para avisar a polícia. Finalmente, alguém me diz o nome da praia. Chego à minha casa. Minha ferida está dolorida. Minha mãe está triste. Pergunto o que houve. Ela diz que meu pai está mal, no hospital. Eu não me preocupo, pois me lembro que uma vidente falou que seria um ataque sem importância. Pensei em visitá-lo para aproveitar e me cuidar." (120ª sessão)

Associações: "Bola de tênis – aprendi a jogar tênis com meu pai. É um esporte de que ele gosta. Desde pequena sofro com fantasias deste tipo, em que meu pai ou minha mãe estavam doentes ou mortos."

Interpretação: Esse sonho faz clara referência ao primeiro, em que após um grande esforço e várias feridas a paciente consegue sair para uma nova praia. Pensando na situação atual, poderíamos dizer que a paciente ultrapassou a etapa mais conflitiva do processo. Resta ainda lidar com a ferida provocada pela agressividade e rejeição paternas (bola de tênis). O lugar onde está o pai (hospital) é adequado para isso, sem haver aparentemente maiores riscos.

Nas sessões seguintes a figura paterna é profundamente trabalhada.

"Estou em um carro dirigido por um homem, meu namorado. Tentamos tirar o carro da neve, mas ele desliza com as rodas travadas. Ele vai para a frente e para trás. Só com muito esforço conseguimos livrar o carro e sair da neve." (131ª sessão)

Associação: "Não conheço o rapaz que está no carro. Parece forte e bonito."

Interpretação: Surge aqui a figura do *animus* positivo que dirige e aquece. Sua habilidade auxilia a paciente a sair do "frio", e a possibilidade de uma nova vida vem à tona. A liberação do complexo paterno negativo provavelmente possibilitou a ligação com o *animus*, assim como a conscientização da criança rejeitada anteriormente, situada na *sombra*. Lembramos aqui do sonho da criança que cai no lago gelado e da figura do índio (*animus*) morto pela polícia (pai).

Nessa época, Cecília conta que pela primeira vez teve uma briga intelectual com uma colega e defendeu, para sua surpresa, idéias diferentes das que tinha até então.

A imagem da criança que precisa ser cuidada e amparada foi intensamente trabalhada. A paciente percebeu que quando se descuidava "dela" a dor na região da cicatriz aparecia, assim como fantasias de câncer e morte. Nas últimas sessões desse processo, Cecília pôde elaborar melhor a relação entre a inconsciência e a falta de expressividade de seus conflitos e como estes levaram à formação de seus sintomas orgânicos.

A informação, após dois anos de alta, é de que a paciente está bem, trabalhando e participando ativamente de um grupo social. Cecília não apresenta mais nenhum sintoma.

A análise teve a duração de 167 sessões, ao longo de dois anos e meio. Em média foram realizadas duas sessões por semana.

O estudo do caso de Cecília – assim como os outros dois já apresentados – pode ser compreendido por diferentes perspectivas.

No nível mais superficial, a paciente enquadra-se na classificação de traços de personalidade conhecida como Tipo C: ela é uma pessoa aparentemente bondosa, prestativa, sempre pronta a se sacrificar pelos outros. A dificuldade de expressar raiva e a atitude de derrota resignada são freqüentes em pacientes com melanoma e outros tipos de câncer, conforme indicam as pesquisas científicas mencionadas no Capítulo 4. Essas características também podem ser observadas em Cecília.

Por outro lado, devido ao rompimento amoroso com o noivo, Cecília vivia uma situação que pode ser classificada como *estresse crônico*, já que, como vimos, esse evento revivia o abandono do pai. O fato de Cecília não ter podido expressar os seus sentimentos na ocasião tornou seu sofrimento inconsciente e crônico.

Em um nível mais profundo, verificamos a existência de dois complexos negativos atuantes na formação de seus sintomas orgânicos: o complexo materno e o complexo paterno. Ambos se expressaram simbolicamente como sintomas na polaridade

160 DENISE GIMENEZ RAMOS

corpórea, uma vez que mecanismos inconscientes de defesa impediram que tais complexos fossem integrados à consciência. O esquema reproduzido mais adiante nos auxilia a sintetizar, em parte, a grande quantidade de imagens trazidas por Cecília (figuras 5.8, 5.9 e 5.10).

Símbolos centrais do processo

Ao tomarmos a doença melanoma como um símbolo, podemos ver claramente seu significado no processo de individuação de Cecília. Envolvida em um luto doloroso, ela revive o abandono do pai por intermédio do abandono do noivo. Uma ferida é aberta, coincidentemente com sua identificação paterna. As "pintas" assumem um caráter de ligação com o pai; sua malignidade pode ser interpretada como o aspecto maligno da relação com o pai.

Curiosamente, a necessidade de uma cirurgia indica a necessidade de extirpação dessa identificação, que, impedida de ser percebida no nível abstrato, manifesta-se concretamente no corpo. As fantasias e os sonhos de Cecília nessa ocasião comprovam essa relação, bem como a dor constante na região da cicatriz nos momentos sofridos em que se lembrava do pai.

É interessante observarmos aqui a superposição parcial do símbolo "melanoma" com o complexo paterno (figuras 5.8 e 5.10), assim como do símbolo "cisto na mama" com o complexo materno (figuras 5.9 e 5.10). Os diversos pontos em comum confirmam que ambos os símbolos são expressões de complexos parentais negativos.

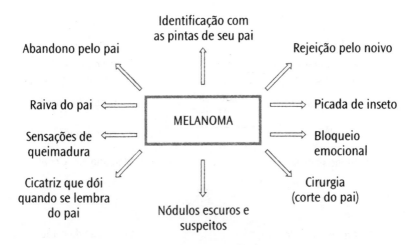

Figura 5.8 *Síntese do caso*: "a depressiva" (em relação ao melanoma).

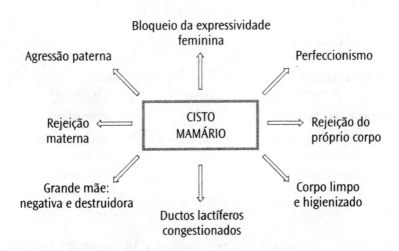

Figura 5.9 *Síntese do caso*: "a depressiva" (em relação ao cisto mamário).

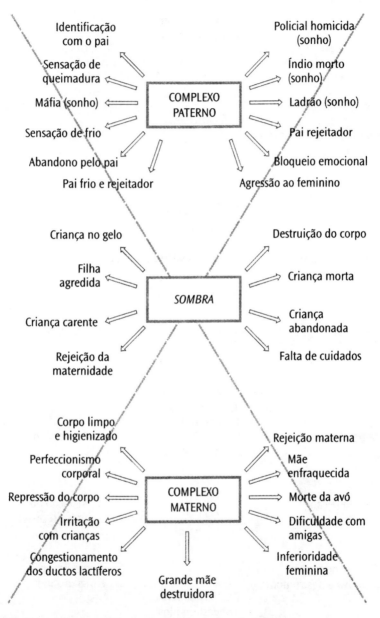

Figura 5.10 *Síntese geral do caso*: "a depressiva" (incorporando o complexo materno, a *sombra* e o complexo paterno).

A *sombra* (figura 5.10) é expressa no símbolo da menina ferida, doente e morta, inconsciente para a paciente. A mesma menina que, na *persona*, revelava-se independente e sempre pronta a ajudar, pois nunca precisava de nada, nunca tinha problema algum. Neste caso, a *sombra* patológica atuou no corpo como sintomas orgânicos, revelando o nível de lesão ocorrido.

Em relação ao cisto na mama, pudemos ver como o complexo materno negativo ativou o arquétipo da grande mãe em sua polaridade negativa, ameaçando a existência do corpo. Ao atingir uma área essencialmente materna, a paciente foi obrigada a afirmar um desejo até então negado: o da maternidade. Se antes o havia menosprezado e ridicularizado, em parte devido à identificação com o pai, ela agora se via obrigada a lutar por ele caso quisesse viver esse arquétipo como mãe.

A luta contra a grande mãe negativa aconteceu em vários níveis, mas foi com a ajuda do arquétipo do pai que a situação mudou. A emergência de um símbolo masculino arquetípico, na figura do "monstro devorador", pode significar uma luta entre os arquétipos parentais, necessária para que a paciente não ficasse sob o jugo da mãe má.

O processo parece ficar sob controle consciente quando a paciente percebe que pode também controlar o inconsciente "monstro". Em decorrência, emerge a figura do *animus* positivo e o *logos* se desenvolve. Nesse momento, Cecília assume o controle do processo sem deixar de considerar a relatividade de seu poder. Percebe que a manutenção de seu equilíbrio psicológico dependerá da renovação constante da ligação ego–*Self*, por meio das imagens emergentes. Percebe também que essa é a melhor e talvez única prevenção possível contra as invasões inconscientes.

A raiva reprimida torna-se uma revolta ouvida mas não comunicada. Quando se manifesta, a raiva gera um comportamento descontrolado e destrutivo. Uma vez que não há um canal para externalização, a raiva atua sincronicamente no nível inconsciente orgânico e psíquico. Nas estruturas mais profundas, no pólo infravermelho do espectro instintivo, encontraremos a raiva voltando-se contra o corpo que a sustenta. Aliado e inimigo confundem-se. Observamos novamente a doença com sua finalidade evolutiva que obriga o indivíduo a entrar em contato com o desconhecido e ampliar sua consciência.

6

O CORPO SIMBÓLICO:
BREVES RELATOS CLÍNICOS

O corpo sabe das coisas muito antes que a mente possa alcançá-las. Eu perguntava a mim mesma o que meu corpo sabia e eu desconhecia.
(Kidd, 2002, p. 69)

Vários casos têm sido tratados utilizando-se o modelo analítico. Apresentaremos aqui, como exemplo, os momentos principais do processo de seis pacientes com diferentes sintomas.

Como foi dito, um dos objetivos centrais desse trabalho é desenvolver técnicas que permitam uma terapia breve, dedicada especialmente à compreensão dos mecanismos patológicos, que poderá ser utilizada no tratamento de pacientes que estejam hospitalizados ou desejem tratar especificamente da doença, embora não tenham interesse de realizar um processo analítico mais profundo no momento.

Entretanto, veremos que a cura implica a tomada de consciência de certos conflitos e mecanismos inconscientes, o que por vezes não é possível em uma terapia breve. O tempo de duração do tratamento depende, em grande parte, das condições do ego do paciente diante da força dos complexos e dos mecanismos de defesa que cercam o sintoma.

O reprimido: quando a pele entra em erupção (acne rosácea)

Daniel, um jovem de 36 anos, formado em relações públicas, apresentava sintomas alérgicos e outros problemas dermatológicos desde criança. Por volta dos 22 anos de idade ele recebeu o diagnóstico de acne rosácea[1], distúrbio dermatológico crônico caracterizado pela vermelhidão da pele e por inflamação, que já havia afetado a maior parte de seu rosto.

Seu trabalho era bastante prejudicado pelo distúrbio, pois Daniel dependia muito da aparência física para lidar com os clientes. Havia dias em que ele sentia vergonha de se apresentar em público. Fez vários tratamentos dermatológicos que resultavam em alívio temporário. Daniel tinha consciência de que seus sintomas pioravam sempre que passava por episódios de brigas familiares.

Normalmente quieto e introvertido, Daniel não reagia às provocações de seus irmãos e sempre tentava evitar que as brigas entre eles chegassem a proporções mais graves. Várias vezes ele se interpunha entre os irmãos para evitar que se agredissem. Considerado o mediador da família, ele era chamado várias vezes para intervir em situações de conflito. Segundo Daniel, seu casamento estava bem. Sua esposa era muito exigente, mas ele sabia evitar discussões, de modo que os dois pudessem viver um "casamento harmonioso".

Esse caso foi tratado em poucas sessões, com o uso da técnica do *sandplay*[2] – o jogo da caixa de areia. Vamos aqui relatar duas cenas que retratam o seu processo.

Na primeira cena, Daniel coloca suas mãos na areia e deixa marcas profundas no lugar dos dedos (figura 6.1). Ele tem a sensação de que ali existe um útero que o protege, e desse modo sente-se amparado. A impressão das mãos também mostra que Daniel reconhece a si mesmo e toma posse de um território. Sendo o filho do meio de uma família de vários irmãos, ele nunca teve espaço próprio e sempre cedeu lugar aos irmãos mais fortes e agressivos. Daniel emociona-se com a imagem das mãos e percebe quanto elas têm sido pouco utilizadas para expressar suas emoções.

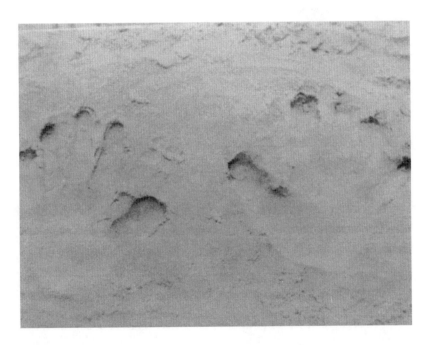

Figura 6.1   Cena de *sandplay* do paciente Daniel, mostrando impressões das mãos na areia.

Na segunda cena, Daniel representa um vulcão em forte erupção (figura 6.2) e chora bastante após terminar. Os carros correm em torno do vulcão sem prestar atenção ao perigo. O símbolo do vulcão torna-se central nesse processo e pode ser entendido como uma metáfora para sua acne. Por essa representação podemos perceber quanto Daniel reprimia suas emoções ao agir sempre de maneira submissa. Ele tinha muita dificuldade em expressar seus sentimentos e sempre reprimia a raiva, pois havia sido educado para não manifestá-la. Como católico fervoroso, ele acreditava que deveria sempre imitar a Cristo "oferecendo a outra face".

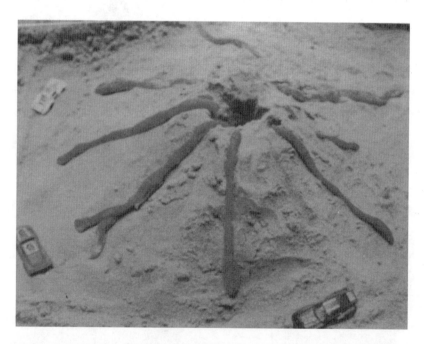

Figura 6.2   Cena de *sandplay* do paciente Daniel, mostrando um vulcão.

Os carros correm próximos ao perigo iminente. A imagem representa a *persona* idealizada, a qual, indiferente aos perigos, buscava sustentar uma aparência sempre calma e controladora em todas as situações. Para manter a eficiência no trabalho, Daniel mantinha sempre um sorriso e uma postura fleumática que lhe rendiam muitos elogios. Entretanto, ele agora considerava que a acne rosácea era o vulcão que explodia e o pus que escorria por sua face a lava das emoções que havia reprimido por tantos anos.

Se compreendermos a acne rosácea como um símbolo, temos o seguinte:

Símbolo central do processo

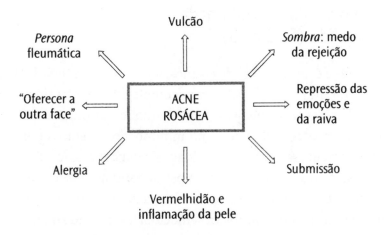

Figura 6.3 *Síntese do caso*: "o reprimido".

Depois de perceber o vulcão como uma força libertadora de suas emoções reprimidas durante anos, Daniel passou a expressar raiva, não mais servindo como mediador dos conflitos familiares. Pelo contrário, ao dar sua opinião e falar de seus sentimentos, ele provocou um desequilíbrio nas relações familiares, as quais se apoiavam em seu aparente bom senso. À medida que liberava sua agressividade, às vezes até com "crises vulcânicas", sua pele passou a apresentar sensíveis melhoras e ele finalmente obteve alta do dermatologista. O vulcão reprimido havia entrado em erupção no seu rosto como a melhor maneira de expressão emocional encontrada pelo *Self*.

A transdução consciente do sintoma físico para a expressão da raiva, primeiro na areia e depois para o plano verbal, possibilitou que Daniel rapidamente entrasse em sintonia com seus sentimentos e tivesse um alívio permanente de seus sintomas.

A constipada: quando nada é expelido (fecaloma)

Elise é uma mulher de 54 anos, obesa e de aparência infantil. Ela foi encaminhada pelo seu pneumologista após ter sido examinada por vários médicos devido a diferentes sintomas. Elise costumava se consultar com, no mínimo, dois médicos por semana, e freqüentemente apresentava sintomas variados. Seu último médico a encaminhou para psicoterapia ao reconhecer em sua carência afetiva a base de uma busca de atenção. Elise não se queixava de nenhum problema emocional, afirmando que sofria apenas com a constipação crônica e a falta de ar. Foi à terapia somente por insistência do médico, a quem considerava um pai. Todos os outros médicos eram por ela chamados de incompetentes, pois "nunca achavam nada".

Elise costumava ter fecalomas[3] e ocasionalmente tinha de ir ao pronto-socorro para removê-los. A causa do fecaloma era uma constipação prolongada que provocava uma necessidade urgente mas irrealizável de defecar, o que lhe causava dores no reto, ânus e abdômen. Era uma mulher muito reprimida tanto no modo de falar como nos gestos. Ela temia liberar suas emoções e perder suas ligações afetivas. Por esse motivo, nunca brigava com as pessoas e deixava-se abusar com medo de perdê-las.

Elise passava as sessões descrevendo sua dificuldade de ir ao banheiro e os conflitos que vivia com uma de suas empregadas domésticas. Ela morava sozinha e os médicos eram seu único contato externo com outras pessoas. A empregada tinha um papel central em sua vida. Além de lhe preparar as refeições, aplicava-lhe injeções e enemas.

Essas pessoas eram a única forma de contato físico possível no universo extremamente solitário da paciente. Sua excessiva voracidade alimentar a tornava obesa, e isso se agravava pela sua recusa em movimentar-se. Elise desejava sempre ser servida, e para isso mantinha vários empregados domésticos à disposição. Nesse sentido, podemos entender sua constipação crônica como uma imobilidade física e emocional. Por outro lado, a necessidade de ser cuidada, em decorrência de seu problema de saúde, exigia que outras pessoas movimentassem seu corpo passivo e lhe suprissem o desejo inconsciente de contato físico. Elise era um bebê grande, tão frágil quanto pesado, insaciável e constantemente ávido por cuidados.

Ela não se lembrava dos sonhos e recusava-se a realizar qualquer atividade expressiva na terapia, demonstrando forte resistência em lidar com suas dificuldades emocionais. Ela colocava toda a culpa no corpo e rejeitava qualquer interpretação analítica. Seu comportamento passivo era, ao mesmo tempo, bastante agressivo, o que representava o risco de uma iminente ruptura do tratamento. Sugeri que Elise trouxesse algumas fotografias de família e ela se mostrou bastante entusiasmada com a proposta. Assim, passamos algumas sessões vendo seus álbuns de fotografia, resgatando um passado aparentemente esquecido.

Pela primeira vez Elise falou dos pais, e, ao lembrar da rejeição materna, urinou na cadeira, perdeu controle de seu corpo. Recordava-se agora que a mãe a deixava sempre aos cuidados de várias babás e não tinha uma única lembrança de ter sido acariciada por ela ou pelo pai, médico de grande sucesso profissional que viajava bastante, apresentando seus trabalhos pelo mundo afora. Abandonada, Elise entretinha-se com os empregados e não conseguia ter amigos. A morte dos pais agravou a situação, isolando-a ainda mais do convívio social.

À medida que entrava em contato com memórias antigas e com o desconforto que emergia de situações conflitivas, Elise começava a sentir certa movimentação intestinal. Em dado momento, disse que eu, sua analista, era seu "melhor purgante, melhor do que qualquer medicação". Muitas vezes, durante ou após a análise, ela tinha de sair correndo para evacuar.

Símbolo central do processo

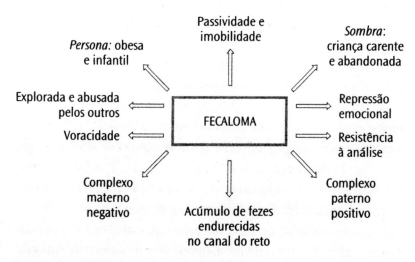

Figura 6.4 *Síntese do caso*: "a constipada".

A PSIQUE DO CORPO   173

Elise seria classicamente considerada uma paciente alexitímica, portanto impossível de ser submetida a qualquer tratamento psicoterapêutico. Mas, conforme pudemos constatar, seu corpo era a expressão simbólica de um processo inconsciente: uma aparência grande e autoritária que ocultava em sua *sombra* uma criança ferida, abandonada e muito carente.

Poderíamos ver o fecaloma como a expressão simbólica do seu desejo de reter tudo que adquiria (o que nunca era suficiente), ao mesmo tempo que apresentava uma paralisia que lhe assegurava, como ganho secundário, contato corporal e cuidados físicos.

Entretanto, a consciência desses fatores e o gradual fortalecimento de seu ego, assim como a melhora do sistema intestinal, eram percebidos como ameaça pela sua empregada doméstica, que passou a se recusar a trazer a paciente para o tratamento. Apesar das várias entrevistas com a empregada, seu boicote à análise era claro e a paciente abandonou o tratamento com medo de perder sua única companhia. Eu soube por seu médico que, cerca de dois anos depois, embora estivesse curada do fecaloma, a paciente veio a falecer por problemas respiratórios.

As mãos geladas: quando nadamos sob o gelo (síndrome de Raynaud)

Flora é uma mulher de 32 anos que veio ao meu consultório com a queixa de que seus pés e suas mãos estavam sempre gelados, mesmo durante o verão. No inverno seus pés ficavam praticamente congelados. Ela não conseguia suportar o frio. Flora também reclamou de fortes dores nas costas.

Ela se sentia deprimida e não conseguia obter o sucesso profissional que desejava. Relatou que desde muito cedo, quando criança, precisava sempre usar uma blusa para se aquecer. Tinha dificuldades para dormir porque "a cama era muito fria". Ela fora diagnosticada com Síndrome de Raynaud[4] e já havia feito vários tratamentos, que tiveram apenas resultados temporários.

Flora era muito infeliz no casamento, mas mantinha o relacionamento por medo de ficar sozinha. Seu marido era alcoólatra e mantinha relações extraconjugais. Mesmo assim, Flora sentia-se fraca e incapaz de tomar uma decisão que pudesse implicar mudanças em sua vida.

Apesar disso, sua aparência física é forte, musculosa e até masculinizada. Ela não se lembra de ter usado saia ou vestido alguma vez na vida. Teve pouco contato com a mãe, que abandonou a família quando a paciente tinha apenas 7 anos de idade.

Há dois símbolos principais nesse caso clínico: as constantes dores nas costas e a Síndrome de Raynaud. Como a paciente já havia passado por vários tratamentos psicoterapêuticos e tinha certa familiaridade com a imaginação ativa, usamos essa técnica após algumas sessões preliminares, no intuito de atingir diretamente seus sintomas.

Dor nas costas

Iniciamos o trabalho de imaginação ativa tomando inicialmente o sintoma das dores nas costas. De olhos fechados, Flora relata a seguinte imagem:

"Estou em cima de um cavalo muito alto. Eu não quero montar no cavalo, mas meu pai está me forçando. Estou com muito medo. O cavalo dispara e eu agarro seu pescoço. Estou apavorada."

A paciente havia esquecido completamente dessa situação de sua infância. Ao recordá-la, fica muito brava com seu pai e imediatamente começa a sentir uma dor aguda nas costas e no pescoço. Percebemos aqui a ativação de um complexo que sincronicamente produz uma imagem acompanhada de dor.

O pai de Flora sempre exigiu que ela fosse uma heroína. Sendo a mais velha de três irmãs, ela precisava ser a campeã em todas as atividades. Era aluna e atleta exemplar. Lutava com muito esforço para conquistar sempre o primeiro lugar, o que acontecia com freqüência.

Podemos dizer que seu complexo paterno refletia-se na musculatura contraída de suas costas, e isso a protegia contra uma "queda fatal".

Síndrome de Raynaud

Posteriormente utilizamos a imaginação ativa com o sintoma das mãos geladas que caracterizava a Síndrome de Raynaud. Flora relatou a seguinte imagem:

"Estou nadando sob um lago congelado. Eu tento vir à tona, mas não consigo encontrar a saída. Sinto-me cada vez mais congelada."

Durante essa sessão a paciente foi ficando cada vez mais pálida. Seus dedos ficaram azulados. Por mais que eu (a analista) tentasse quebrar-lhe o gelo, nada parecia ajudá-la. Visualizamos um picador para quebrar o gelo, mas a paciente não tinha forças suficientes para segurá-lo. E eu também comecei a sentir frio.

Havia ainda o perigo de que o picador a machucasse, pois não se podia saber com certeza qual era sua posição sob as águas. Em sua imaginação Flora sofria e sentia que poderia morrer, pois não encontrava recursos para sair daquela perigosa posição.

Do outro lado, na superfície do gelo, eu também me sentia impotente, sem saber como ajudá-la. Até que me ocorreu aproximar-me das mãos da paciente (sem tocá-las) para tentar aquecê-la.

É claro! Era o calor (amor) e não o picador que poderia derreter o gelo. O picador teria sido um recurso muito agressivo (mais masculino e racional). E percebi que eu também precisava quebrar o gelo e me aproximar da paciente. Eu somente poderia ajudá-la se conseguisse transmitir meu calor em vez de interpretações que apenas reafirmariam sua sensação de abandono e fortaleceriam seu complexo paterno positivo. Aqui empregamos a designação "positivo" no sentido de que Flora era extremamente ligada e dedicada ao pai, procurando imitá-lo em tudo que era possível. O lado feminino e materno havia sido reprimido junto com seus sentimentos ambíguos em relação à mãe abandonadora.

Símbolo central do processo

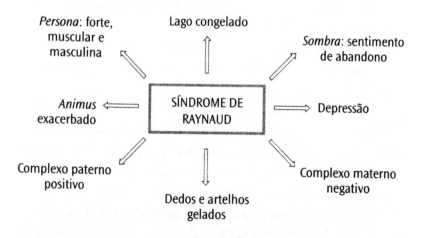

Figura 6.5 *Síntese do caso*: "as mãos geladas".

Podemos ver com clareza que os dois sintomas orgânicos estavam vinculados ao complexo paterno e materno. Na *sombra*, compensando a profissional eficiente e a atleta vencedora, havia uma menina quase congelada por falta de carinho e calor. Enquanto a dor nas costas expressava o complexo paterno autoritário e exigente, a Síndrome de Raynaud espelhava o frio de suas relações afetivas, do qual Flora não tinha consciência. Ao transduzir esse sintoma para a imagem de gelo, a paciente pôde expressar a tristeza pelo abandono materno – um sentimento que até então era negado. Exercícios posteriores a essa imagem, em que a paciente se via dando amor e calor à menina de sua imaginação (*sombra*), proporcionaram gradualmente a diminuição de seus sintomas até a extinção.

A princesa intocável: quando o instinto sexual ataca (doença inflamatória pélvica)

Geórgia, aos 42 anos de idade, sofria de doença inflamatória pélvica[5] sem que seu médico pudesse detectar a causa ou o modo pelo qual a paciente era constantemente infectada. A hipótese principal do ginecologista era de que a paciente sofria de um rebaixamento imunológico que a tornava propensa a tais infecções. Entretanto, era intrigante o fato de que esse distúrbio somente se manifestasse no aparelho genital. Geórgia foi encaminhada para psicoterapia pelo médico, que acreditava que ela estava deprimida.

Geórgia parecia uma princesa, delicada e intocada. Sua aparência era bastante jovial, porém inexpressiva. Suas belas mãos atraíam a atenção das pessoas. Parecia que elas jamais haviam sido usadas. De fato, a paciente vinha de uma família muito rica e jamais precisara fazer qualquer tarefa doméstica. Passava o dia lendo romances e sonhando com o dia em que um homem forte viria resgatá-la de sua vida monótona.

No início ela não se queixava de conflito algum. O único problema era seu horror por cães. Ela evitava andar nas calçadas com medo de encontrá-los.

Geórgia era também muito religiosa. Freqüentava diariamente um centro espírita e ia à igreja para tomar a comunhão. Tinha um casamento "normal", segundo suas palavras, e dizia manter relações sexuais com o marido somente para agradá-lo, pois não sentia nenhum prazer nisso.

Esse caso foi tratado com a técnica do *sandplay*. No início, Geórgia evitava tocar na areia para não "sujar as mãos". Aos poucos, ela se tornou menos inibida e passou a movimentar a areia livremente. Ao mesmo tempo, começou a aprender a cozinhar, descobrindo um grande prazer principalmente em lidar com carnes. Trouxe-me de presente uma *esfiha* feita com as próprias mãos e com muito orgulho.

Dois cenários principais ilustram este processo:

"Um cachorro está conversando com uma menina e com um Buda forte e gordo (figura 6.6). O cachorro pede ao Buda que saia da frente da porta para que a menina possa sair de casa e brincar com ele. O Buda diz que a menina não poderia sair. Ela deve ficar lá dentro, rezando e meditando."

"Uma prostituta vestida de vermelho está chateada porque o padre não a deixa entrar na igreja (figura 6.7). Há também um bebê abandonado sob uma árvore. O bebê está chorando de fome, mas não consegue comer as frutas. Há alguns insetos gigantes atrás de uma pedra, e parece que estão prontos para atacá-lo."

Podemos ver nessas duas cenas que o complexo paterno (representado pelas figuras do padre e do Buda) a proíbe de sair de casa e chegar à floresta para brincar. Aqui o cachorro representa a vida instintiva e sexual que a ameaça. A menina representa a *sombra* aprisionada por uma autoridade religiosa. A *sombra* também

A PSIQUE DO CORPO 179

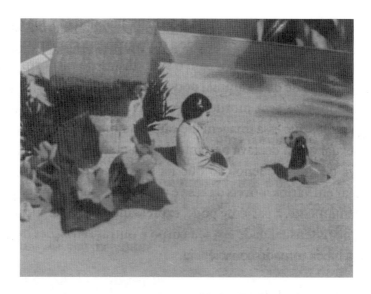

Figura 6.6 Cena de *sandplay* da paciente Geórgia, mostrando Buda e um cão.

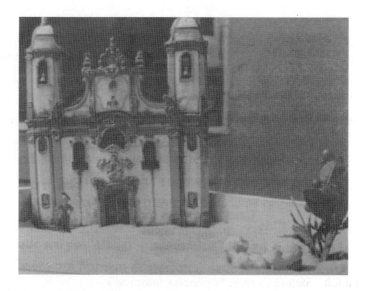

Figura 6.7 Cena de *sandplay* da paciente Geórgia, mostrando uma prostituta, uma igreja e um bebê.

aparece nas figuras da prostituta e do bebê abandonado. Ela temia que a liberação de sua sexualidade a transformasse em prostituta.

Quando trabalhamos com o simbolismo do cachorro, surgiu a fantasia de que o animal poderia pular sobre seu peito, resfolegando, mas sem mordê-la. Por meio da imaginação ativa percebemos que essa imagem lhe causava uma espécie de excitação sexual que a deixava bastante desorientada. Lembrou-se inclusive de um pequeno cão que na sua infância costumava se esfregar em vários móveis da casa e uma vez ejaculou em sua perna. Lentamente, a paciente pôde, expressando bastante surpresa, perceber a sensualidade em seu corpo e outras sensações de que nunca havia tomado consciência.

Símbolo central do processo

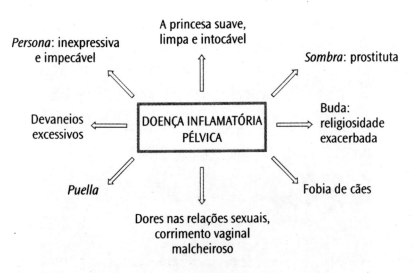

Figura 6.8   *Síntese do caso*: "a princesa intocável".

A transdução dos sintomas da polaridade orgânica foi aqui facilitada pelo trabalho na areia, por meio do qual a paciente pôde trabalhar concretamente seus conflitos inconscientes. Vários sonhos seguiram-se a essas representações. Geórgia percebeu que sua religiosidade excessiva era um mecanismo de defesa contra a sensualidade e o erotismo. Vinda de uma família bastante tradicional e rígida, casou-se por conveniência e agora estava pronta para rever sua vida. Comprou um cachorro e passou a dedicar-se à jardinagem por perceber o intenso prazer que sentia ao mexer na terra. Segundo seu médico, as infecções não voltaram após dois anos de alta da terapia.

A culpada: quando a cabeça é torturada (enxaqueca)

Helena, uma mulher de 49 anos, era uma famosa professora que sofria de enxaqueca[6] havia dez anos. Todos os tratamentos tentados lhe deram apenas alívio temporário. Apesar das medicações mais modernas para a doença, ela costumava ter enxaqueca pelo menos três vezes por mês, o que a impedia de trabalhar e até de abrir os olhos.

A ferida materna da paciente era muito profunda. Aos 14 anos de idade, Helena descobriu que era filha do amante da mãe. Ela também se recorda de haver percebido os casos amorosos da mãe quando ainda era bem pequena. Sempre sentia terror ao imaginar que seu pai "oficial" pudesse descobri-los e matar sua mãe, pois ele era um homem de personalidade bastante violenta. Sua mãe a forçava a assumir uma cumplicidade silenciosa, fato muito difícil de revelar, mesmo na análise.

Helena recusava-se a se casar, embora tivesse sempre muitos romances breves. Seus relacionamentos terminavam quando ela se apaixonava por outro homem. De maneira geral, ela mantinha um especial interesse por homens casados, com os quais se envolvia até que conseguisse perturbar seu casamento.

Durante a análise lidamos com sua raiva dirigida aos homens e à mãe. Ela mantinha mecanismos de defesa muito fortes e sedutores, ao mesmo tempo que se identificava intensamente com a mãe.

Durante um ataque agudo de enxaqueca, pedi que ela fechasse os olhos e permitisse que sua dor de cabeça aumentasse. O rosto de Helena foi ficando cada vez mais vermelho, e as veias em sua testa mais inchadas. Subitamente ela abriu os olhos e disse apavorada: "Eu estava em um vilarejo, sendo julgada em praça pública. Alguém começou a apertar minha cabeça com um torniquete para me fazer confessar minha culpa".

Helena retornou à cena da tortura e gritou para todos que não era culpada. Mas somente se livrou do torniquete quando conseguiu denunciar a verdadeira culpada: sua mãe. Ao fazê-lo, a cor de seu rosto volta ao normal, para minha surpresa, e a paciente sente um alívio completo e imediato da enxaqueca.

É claro que a enxaqueca voltou em poucos dias. Mas, ao confessar a outra "culpada", seus sintomas gradualmente diminuíram, até desaparecerem por completo.

Símbolo central do processo

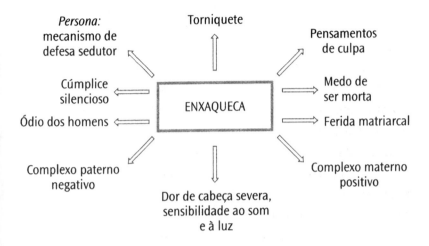

Figura 6.9   *Síntese do caso*: "a culpada".

Tratava-se de um caso extremamente grave, e por isso a terapia estendeu-se por três anos. O sofrimento reprimido e o intenso medo do que a descoberta da traição materna poderia acarretar criavam na paciente a constante sensação de que uma bomba explodiria a qualquer momento.

Helena lembrava-se que de noite, ao chegar em casa, ela sentia tanto medo de que o pai descobrisse a verdade que se escondia sob a cama com intensas dores de cabeça. Temia também que sua semelhança com o pai biológico revelasse a traição, e por isso procurava alterar sua aparência ao máximo, escondendo o rosto com os cabelos e os óculos grandes. Ao mesmo tempo, ela odiava os homens e os culpava pela confusão e angústia que experimentava. Usava da capacidade de sedução (aprendida com a mãe) para tirar dinheiro e destruir seus parceiros, atuando como um tipo de "donjuanismo" feminino do qual inicialmente muito se orgulhava.

A enxaqueca era o símbolo que melhor expressava todos os seus complexos. Mais tarde, Helena relatou que tinha de controlar suas lembranças e mentiras para não se confundir e que por vezes custava-lhe lembrar o que havia dito. Esse comportamento mentiroso, usado a princípio de modo consciente, tornou-se com o tempo um mecanismo de defesa que a protegia de uma provável situação de morte (em sua fantasia). Segundo sua percepção, pela sua cumplicidade ela seria morta junto com a mãe. Essa cumplicidade, apesar de ser involuntária e visar proteger a mãe, gerava um sentimento de culpa inconsciente que torturava a paciente. Seu sintoma orgânico somente pôde ser aliviado quando ela simbolicamente denunciou o conflito original e expôs a situação traumática que vivia.

O alívio permanente demorou algumas sessões para chegar devido às intensas sensações de pavor e ódio associados a ele. Os mecanismos de defesa que cercavam o sintoma protegiam a paciente de uma dor mais profunda: a de ter sido ela mesma traída pela mãe, que usou e abusou de seu amor e fidelidade.

O ninho sujo: quando o incesto é recordado (aborto espontâneo)

Isabel é uma mulher de 28 anos que sofrera quatro abortos espontâneos[7] nos últimos seis anos. Nas duas últimas gestações ela permaneceu de cama e recebeu todo o cuidado de especialistas médicos. No entanto, no sexto mês de gestação ela perdeu o bebê. Os exames clínicos feitos nela e no feto não detectaram qualquer problema orgânico que explicasse o ocorrido.

Inicialmente trabalhamos com a imaginação ativa. Com os olhos fechados, ao entrar em contato com seu corpo, Isabel "viu" um útero fétido e sujo. Durante um exercício de imaginação ativa ela visualizou a si mesma puxando uma corda de dentro de seu útero. Junto com a corda, aos poucos saíam pedaços de um feto nocivo e putrefato.

Naquele momento Isabel começou a se lembrar de que quando criança sua mãe a colocava para dormir, após o almoço, no mesmo quarto de um tio idoso. Ela rememorou que esse tio a acariciava e a obrigava a acariciá-lo também (ela havia esquecido completamente desses fatos).

A princípio a situação era considerada prazerosa, mas com o tempo o tio tornou-se mais abusivo e ela não queria mais se deitar ao seu lado. Como a mãe não compreendia esse comportamento, Isabel tinha de obedecer e ir "dormir". A partir daí, a paciente também se recorda de que quando era pequena e não conseguia dormir a babá costumava masturbá-la para que ela relaxasse (por volta dos 6 ou 7 anos de idade). Essas situações foram recordadas com dor, repugnância e revolta.

Muitas vezes Isabel pensou que se tratasse de alucinações ou que estivesse enlouquecendo. Em outras ocasiões ela se julgava maldosa. Como poderia ter esses pensamentos ruins sobre pessoas tão gentis? Ela acreditava que a sujeira estava nela mesma, e não nas outras pessoas. Isabel também sentia que seu útero era um lugar ruim e sujo porque era lá que o "crime" havia acontecido. Nada de bom poderia se estabelecer naquele lugar. Seu útero estava contaminado e podre.

Símbolo central do processo

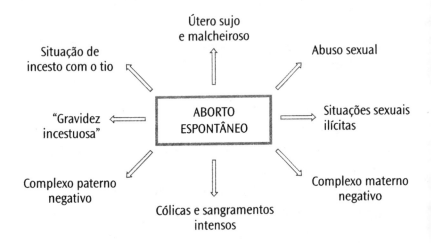

Figura 6.10 *Síntese do caso*: "o ninho sujo".

Sua terapia consistiu em "limpar o útero" por meio de técnicas de imaginação ativa e pelo alívio das emoções inconscientemente reprimidas associadas às imagens que começaram a emergir. As memórias de incesto e as mentiras que ocultavam situações sexuais proibidas eram a imundície que contaminava seu útero.

Após oito meses de terapia, Isabel ficou grávida novamente, e daquela vez sua gestação ocorreu normalmente. Ela se recusou a ficar deitada ou tomar hormônios. A paciente sentia que seu útero era um ninho limpo e bonito, onde um bebê poderia viver e se desenvolver. Hoje ela tem três filhas saudáveis.

Verificamos nesse caso a força do corpo simbólico na figura de um útero grávido e contaminado. Essa imagem impregnada no organismo da paciente informava que não havia lugar para uma gravidez, pois seu útero já estava ocupado por um feto em decomposição. A sensação de nojo e rejeição a tudo que era ligado ao seu útero espelhava-se nos inúmeros abortos involuntários. Por mais que desejasse um filho, a memória registrada nas células de seu corpo evitava defensivamente que uma nova situação traumática ocorresse. Poderíamos dizer até que os abortos eram uma defesa que protegia Isabel de uma "gravidez incestuosa", na medida em que ela estava extremamente contaminada por relações incestuosas e abusivas.

CONCLUSÕES

Uma das principais motivações humanas é compreender e ser compreendido. Todas as outras criaturas vivas foram concebidas para tarefas altamente especializadas. O homem parece ser único em sua capacidade de coordenar e compreender globalmente os acontecimentos do universo local. Se o esquema total da natureza exigisse que o homem fosse especialista, tê-lo-ia feito nascer com um único olho e um microscópio apenso a ele.

(Fuller, 1978, pp. 13-14)

Pudemos observar nos casos descritos neste livro que, quando houve a evocação ou expressão de uma emoção, houve também uma alteração fisiológica. No caso de Artur, a lembrança de situações emocionais era freqüentemente acompanhada de alterações na pressão sangüínea e arritmias; no caso de Beth, a sensação de ardor nas articulações era constante. Em Cecília, devido à complexidade dos fenômenos envolvidos, as transformações foram menos imediatas e visíveis. Entretanto, também no caso dela a dor na região da cicatriz cirúrgica ao evocar a imagem paterna comprova a relação entre emoções e mudanças fisiológicas.

Os sintomas somáticos tiveram clara conexão com os complexos parentais, tanto na sua origem quanto no desenvolvimento posterior. Em todos os casos, a constelação desses complexos em situações atuais (transferenciais ou evocadas) foi concomitante com alterações nas dimensões fisiológica e psicológica, observáveis por alterações de humor, sentimentos, imagens, fantasias, contrações musculares, inflamações, dores, arritmias etc.

O fator estresse, discutido em inúmeras pesquisas, revelou-se presente somente quando as situações atuais espelharam um conflito similar àquele que engendrou a cisão original. É como se a memória emocional presente no corpo reaparecesse nesse momento. A interação ou a não-interação de um complexo com um evento estressante poderia explicar os resultados controversos verificados em muitas pesquisas científicas. Isto é, um evento estressante tem um efeito patológico apenas quando atinge um complexo. De outro modo, o evento pode apenas provocar uma emoção que poderá ser elaborada conscientemente sem que se torne aprisionada no corpo.

No início do processo analítico nenhum paciente associava o aparecimento de sua doença a conflitos emocionais. Se o dinamismo instintivo está localizado na parte infravermelha do espectro e, portanto, não é acessível à consciência, um contato direto com essa dimensão torna-se impossível. Isto é, uma orientação diretiva ou pela consciência seria inútil. Os pacientes não tinham acesso aos mecanismos orgânicos que os perturbavam.

Desse modo, nos três casos principais, como também nas vinhetas clínicas, as impressões sinestésicas emergentes quando o complexo se manifestava estavam cindidas de suas representações abstratas – ou seja, os pacientes não percebiam o que estava constelado no plano psíquico quando os sintomas orgânicos apareciam. Ao trabalhar com os conteúdos psíquicos que se manifestam sincronicamente aos sintomas orgânicos, os pacientes gradualmente tomaram consciência dessa relação.

Esse trabalho foi feito pela conscientização de imagens emergentes que se referem diretamente aos sintomas orgânicos, por meio de recursos como imaginação ativa, *sandplay* e técnicas expressivas e interpretativas. No caso de Artur, por exemplo, surgiu a imagem do homem-granada assim que o paciente fixou sua atenção nas veias e artérias. No caso de Beth, a concentração nas articulações levou à percepção de imagens de fios (marionetes) e algemas que a impediam de se movimentar. Cecília, por sua vez, deparou com uma figura materna terrível e gigante, que ameaçava destruí-la. Pela compreensão dessas e outras imagens foi possível perceber a qualidade da disfunção no eixo ego–*Self*.

Em todos os casos apresentados pudemos notar como o sintoma/símbolo espelhou a estrutura psíquica e vice-versa. No caso de Artur, a repressão e a constrição da vida amorosa foram espelhadas sincronicamente na dor e na patologia cardíacas. Ou será que deveríamos dizer que a constrição das veias e artérias espelhava-se na constrição amorosa? No caso de Beth, tristeza, raiva e ressentimentos acumulados foram expressos no nível orgânico pela inflamação gradualmente paralisante. A paralisia psíquica sincronicamente revelou-se no corpo como "paralisia" artrítica. No caso de Cecília, o desespero e a revolta diante da perda amorosa, sentida como morte, foram retratados como revolta e ameaça de morte no nível celular.

À medida que as imagens tomavam forma, o significado do sintoma era esclarecido. É possível que devido a distúrbios na primeira infância tenha havido uma cisão entre a vida fantasiosa e as impressões sinestésicas, impedindo que os pacientes expressassem eidética ou verbalmente seus conflitos. Entretanto, comprovamos que nenhum desses pacientes poderia ser classificado como alexitímico. A riqueza e a profusão de imagens presentes em todos os casos sustentam essa afirmação.

A figura parental primária, ao não fazer adequadamente a mediação psique–corpo para esses pacientes durante a infância, fez que a função simbólica – a função transcendente – ficasse fixada no corpo, em vez de se transformar em palavras, fantasias e imagens passíveis de assimilação pelo ego. As pesquisas no campo da psiconeuroimunologia provavelmente provarão que durante os períodos críticos de maturação o estresse ambiental e familiar pode causar um desequilíbrio nos níveis hormonais, especialmente no cérebro, o que pode levar ao surgimento de diferentes patologias.

Nosso trabalho confirma os dados de pesquisa que evidenciam o efeito do estresse e da expressão emocional na origem e no tratamento de várias doenças. A repressão que bloqueou a expressividade emocional também levou à instalação, na *sombra*, de conteúdos conflitivos e complexos associados a sensações e imagens corporais. Assim, no caso de Artur, a *sombra* expressa na imagem do homem-granada é a raiva contida por anos. Para Beth, a tristeza, a raiva e o ressentimento inconscientes presentes na *sombra* são vividos como nódulos que a impedem de se movimentar. E para Cecília, a menina abandonada, carente e ferida, instala-se no corpo como fragilidade e vulnerabilidade orgânicas. Essas observações nos levam a pensar que a somatização ocorre quando situações traumáticas e conflitivas não podem ser integradas no plano consciente.

A atuação de um mecanismo compensatório foi também responsável pelo significado dos sintomas. Para Artur, a hostilidade e a tentativa de suprimir a vida afetiva foram compensadas pela exuberante manifestação no coração (as pontadas). No caso de Beth, a hiperatividade foi compensada pelo bloqueio dos movimentos e, em Cecília, a raiva reprimida explodiu num descontrole celular. A emergência do símbolo na polaridade concreta, corpórea, obrigou os pacientes a se confrontar com seus complexos e a corrigir seu desenvolvimento unilateral.

Entretanto, pudemos perceber a quantidade e a qualidade de informações dolorosas que haviam se tornado reprimidas e

A PSIQUE DO CORPO   193

negadas nos casos apresentados. A repressão e a negação são mecanismos de defesa que, embora protejam o organismo de entrar em contato com informações dolorosas inconscientes, ao mesmo tempo reproduzem o erro. A informação que não pode ser conscientemente transformada fica aprisionada no complexo e produz sintomas patológicos repetitivos. Desse modo, a doença instala-se no organismo e engendra o sofrimento devido à ausência de coerência entre os múltiplos níveis.

"A repetição se apresenta como um evento autônomo, morfogeneticamente codificado, com um conjunto de diretrizes ricas em informações contidas em cada um dos diversos sistemas sobre a trajetória de seu desenvolvimento" (Conforti, 1999, p. 110).

Segundo esse autor, "a repetição cria uma série de dinâmicas cruciais na vida do indivíduo" (idem, p. 112) e pode explicar certos padrões de personalidade que podem ser observados e relacionados com determinadas doenças. Provavelmente as estruturas arquetípicas somatopsíquicas fornecem as bases para certa homogeneidade característica do corpo simbólico tanto quanto limitam as possibilidades de expressão do organismo.

Inicialmente Artur apresentou traços de personalidade semelhantes aos descritos na literatura científica como Tipo A, enquanto Beth e Cecília apresentam traços próximos ao Tipo C. Podemos entender essa semelhança como resultante da relação entre o complexo e o arquétipo. Como todo complexo tem uma matriz universal arquetípica, é possível que indivíduos com traços patológicos similares tenham uma estrutura somatopsíquica arquetípica semelhante. Isto é, as semelhanças quanto ao tipo de patologia podem ser entendidas como o reflexo de uma semelhança na disfunção da relação entre ego, complexos, arquétipos e corpo, a qual, por sua vez, tem um limite quanto à amplitude de suas representações. Portanto, os estudos que re-

194 DENISE GIMENEZ RAMOS

lacionam traços de personalidade e doenças podem apontar para certa universalidade na sincronicidade das manifestações físicas e psicológicas.

Estudos sobre o simbolismo do corpo evidenciam esse fato ao revelar um número relativamente limitado e universal de projeções possíveis para cada parte do corpo humano. Por exemplo, ao estudar o simbolismo do coração em diferentes culturas, desde a pré-história até os dias de hoje, percebemos que a maior parte dos mitos e das imagens relacionados a esse órgão refere-se a um padrão feminino e amoroso. Esse padrão é bastante visível em pacientes com doenças cardíacas (Ramos, 1990). O estudo do corpo simbólico complementa as investigações cognitivas e empiristas e constitui importante campo de pesquisa para uma teoria unificada.

Como resultado do processo terapêutico, os pacientes puderam experimentar a integração de conteúdos emocionais anteriormente cindidos. No caso de Artur, a dor e o sofrimento cardíaco levaram-no à percepção de seu sofrimento amoroso e à abertura a uma vida amorosa mais plena. Para Beth, a dor, a deformidade e a imobilidade levaram-na a se tornar consciente da negação de seus desejos e da necessidade de colocá-los em prática, de modo a se tornar capaz de se movimentar novamente. No caso de Cecília, a ferida e os tumores proporcionaram a integração de sua imagem sombria de menina ferida e rejeitada, interrompendo, assim, um processo autodestrutivo.

Concluindo, podemos observar, nos casos apresentados, que os sintomas orgânicos correspondem a uma cisão na representação de um complexo, de maneira que a parte psíquica, abstrata, havia sido reprimida. O sintoma (símbolo) havia se desenvolvido de maneira automática e descontrolada, o que revelava seu caráter complexo, inconsciente.

A PSIQUE DO CORPO 195

O emprego do modelo analítico no tratamento dos pacientes possibilitou a descoberta e a integração da polaridade abstrata dos complexos envolvidos. Isto é, o método da psicologia analítica e suas técnicas psicoterapêuticas permitiram realizar a transdução dos sintomas de sua polaridade orgânica para a abstrata, levando a uma gradual diminuição de sua expressividade patológica e proporcionando uma melhora na saúde geral do paciente.

O exercício egóico de pensar nas emoções – compreendendo o pensamento como uma função da consciência, e não como racionalização defensiva – e atribuir-lhes uma representação psíquica é uma aprendizagem que possibilita a apropriação do sofrimento como algo diferente do eu. Isto é, a projeção do sofrimento no mundo externo – por meio do *sandplay* e de outras técnicas expressivas – leva à desidentificação do eu com a dor. Nesse processo, a dor, que até então se confundia com o próprio indivíduo doente, passa a ser experimentada como pensamento e memória, compondo uma forma mais concreta com a qual é possível se relacionar historicamente.

Queremos dizer com isso que o significado de uma doença não é um dado a *priori*, e sim um resultante possível de um processo de reflexão e conscientização. A obrigatoriedade de achar em toda doença um significado nos levaria a outra forma de redutivismo, pois nem sempre é possível atribuir um sentido ao sofrimento experimentado no adoecer. Diante de fenômenos tão complexos como saúde e doença, uma postura categórica seria extremamente simplista. Se a totalidade implica saúde e doença, a presença desta última é inevitável e seu enfrentamento faz parte do processo de individuação.

Essa reflexão reforça a idéia, anteriormente explicada, de que uma doença não precisa estar necessariamente vinculada a um complexo infantil, mas pode indicar a emergência de um novo

196 DENISE GIMENEZ RAMOS

símbolo. Pode ou não ser a expressão de um novo deintegrado que precisa ser conscientizado, lembrando sempre que, quanto mais nos aproximamos do *Self*, mais a polaridade saúde/doença pode também se apresentar. A criatividade como força instintiva tanto pode ser destrutiva quanto estruturante, pode levar tanto para a saúde como para a doença.

Essas considerações complementam os resultados aqui obtidos e ampliam as contribuições que o modelo analítico pode dar a essa área. Ao mesmo tempo que a introdução do conceito de doença como símbolo resgata a secular dicotomia psique–corpo, também provoca uma reflexão sobre a redefinição dos limites entre o psicológico e o biológico, a psicologia e a medicina – reflexão que já se faz presente na prática clínica.

Em uma palestra proferida na Conferência de Assisi,[1] ao falar sobre a relação entre a psicologia, a biologia e a física, o filósofo e cientista húngaro Erwin Laszlo (2003) explicou os mecanismos subjacentes à formação de células malignas como um erro de informação. Segundo esse raciocínio, a célula cancerígena é aquela cujas informações genéticas tornam-se empobrecidas, o que faz que se reproduzam de modo patológico. É necessário dar novas informações a essa célula, e isso pode ser feito em diferentes níveis. Os medicamentos e os placebos constituem um desses níveis; o símbolo, outro.

Se a saúde é entendida como um sistema integrado em equilíbrio, ser uma pessoa saudável significa ter uma integração equilibrada e fluida entre diferentes sistemas. A falha em um sistema pode levar a um desequilíbrio na totalidade. A informação de um erro ambiental, por exemplo, é transduzida nos diferentes sistemas do organismo e, dependendo de seu nível de consciência, poderá ser assimilada de modo saudável ou não.

Se a doença for compreendida como um colapso de comunicação, a questão com que depararemos é de que forma podemos modificar esse processo. A intervenção pode ser feita em qualquer nível ou em níveis diferentes ao mesmo tempo. O que precisamos descobrir é qual a intervenção mais adequada em cada caso. O uso do símbolo como informação que pode interferir nos sistemas dinâmicos do organismo é certamente uma possibilidade que permitirá um grande avanço nos trabalhos e nas pesquisas interdisciplinares.

O que se faz necessário, portanto, não é simplesmente produzir mais dados científicos por si mesmos, mas uma atitude teórica adequada, uma linguagem que possa servir de guia para a pesquisa e a clínica, mantendo o indivíduo como foco e a tecnologia a seu serviço.

Comprovamos aqui que a aplicação do modelo analítico em diferentes tipos de doença fornece esse substrato teórico e técnico que serve de subsídio a diversas áreas do conhecimento e amplia nossa compreensão do complexo fenômeno psique–corpo.

NOTAS

Introdução

1. Muitas das idéias aqui desenvolvidas se aproximam dos temas abordados por Mara Sidoli (2000). Como a autora provavelmente desconhecia minha hipótese, que na época ainda não havia sido publicada em inglês, a similaridade das idéias é surpreendente e confirma o modelo ora descrito. Recomendo seu livro como leitura complementar.

2. Ramos, Denise G. *The psyche of the body – A Jungian approach to psychosomatics*. Londres: Brunner-Routledge, 2004.

**1. Alguns modelos e conceitos sobre a doença
e o processo de cura**

1. Alexitimia: do grego *aléxein* = afastar, expulsar, e *tymos* = alma, desejo; literalmente, "afastamento do desejo ou da alma".

3. A doença como expressão simbólica: uma nova proposta

1. Para um estudo detalhado sobre simbolismo, recomendo a leitura de Kast (1992).

5. O modelo analítico nas doenças orgânicas

1. *Infarto do miocárdio* é uma necrose do tecido muscular do coração resultante da interrupção do suprimento de sangue nessa área.

É quase sempre causado pela arteriosclerose das coronarianas, à qual normalmente se sobrepõe uma trombose coronariana. A palavra "infarto" provém do latim *infarcire*, que significa "entupir ou congestionar".

2. *Artrite reumatóide* é usualmente uma doença crônica, considerada auto-imune. É uma desordem do tecido conjuntivo caracterizada por inflamação, degeneração, dor, endurecimento, inchaço e, algumas vezes, destruição das articulações.

3. *Melanoma* é um tumor de pele que contém um pigmento escuro e altamente maligno. Tem sua origem nos melanócitos da célula normal e provoca uma metástase rápida e ampla.

4. *Cisto mamário* é um saco anormal na glândula mamária, preenchido com uma substância fluida ou semi-sólida, encapsulada numa membrana.

6. O corpo simbólico: breves relatos clínicos

1. *Acne rosácea* é uma acne que envolve a pele do nariz, da testa e da face. É caracterizada por congestão, vermelhidão, telangiectasia e um marcado inchaço nodular dos tecidos, especialmente do nariz; é também chamada apenas de *rosácea*.

2. *Sandplay* é uma técnica junguiana não-verbal, desenvolvida por Dora Kalf nos anos de 1930, em que se utilizam areia e água em uma caixa onde são colocados brinquedos ou miniaturas. Duas pesquisadoras americanas, Harriet Friedman e Rye Mitchell, estão trabalhando na relação do *sandplay* com os efeitos do trauma sobre o cérebro (palestra proferida na Pontifícia Universidade Católica de São Paulo em 26 de setembro de 2003).

3. *Fecaloma* é o acúmulo de fezes muito endurecidas e secas formadas no canal do reto ou no cólon distal. Tem a aparência de um tumor abdominal.

4. *Síndrome de Raynaud* é uma desordem da circulação sangüínea nos dedos e artelhos, agravada pela exposição ao frio. Às vezes é chamada de *dedos brancos*, *dedos de cera* ou *dedos mortos*. Ainda não se

200 DENISE GIMENEZ RAMOS

sabe bem que fatores levam à sua ocorrência. Normalmente o corpo conserva o calor pela redução da circulação sangüínea nas extremidades, particularmente nas mãos e nos pés. Essa resposta do organismo ocorre por meio de um complexo sistema de nervos e músculos para controlar o fluxo de sangue através dos capilares da pele. Nas pessoas que têm a Síndrome de Raynaud, este sistema de controle térmico é mais sensível ao frio, o que reduz bastante o fluxo de sangue nos dedos.

5. *Doença inflamatória pélvica (DIP)* engloba o conjunto de doenças inflamatórias do trato genital feminino, resultante especialmente de micróbios transmitidos durante a relação sexual. É caracterizada por dor abdominal e corrimento vaginal anormal.

6. A *enxaqueca* é marcada por episódios recorrentes e usualmente unilaterais de dores de cabeça severas, em geral acompanhados de náusea e vômito. Sua origem é incerta, embora os ataques pareçam ser precipitados por dilatações dos vasos sangüíneos intracranianos.

7. *Aborto espontâneo* é a expulsão involuntária do feto humano imaturo, que ocorre especialmente entre a 12ª e a 28ª semanas de gestação.

Conclusões

1. As Conferências de Assisi acontecem anualmente na cidade de mesmo nome, na Itália, sob os auspícios do cientista americano Michael Conforti. Para essa conferência, Conforti convida cientistas do mundo todo para um debate multidisciplinar sobre a relação da psique com a matéria.

APÊNDICE
ESTUDOS SOBRE O PLACEBO

Podemos perceber a que ponto a ciência perdeu a habilidade de prestar atenção nos fatores psicológicos verificando o desprezo com que tem tratado tanto o *efeito placebo* quanto as chamadas *curas milagrosas*. Embora faça parte de nossa cultura – desde a Antigüidade até os nossos dias –, a cura pela fé (ou pela crença no poder do médico ou do remédio) ainda não foi devidamente estudada pela ciência moderna.

Empregada com freqüência para se referir a pílulas de açúcar – aparentemente inócuas quimicamente –, ou a qualquer procedimento que não tenha um valor terapêutico intrínseco, a palavra "placebo" literalmente significa "eu agrado". Associa-se com a idéia de prazer ou de aplacar o sofrimento daquele que o toma (Pei, 1962).

Para Shapiro (1964), um pioneiro em pesquisas sobre o tema, considera-se placebo qualquer procedimento terapêutico, ou componente específico de um procedimento terapêutico, para o qual não há nenhuma evidência objetiva de atividade particular para a condição que está sendo tratada.

Se em alguns momentos da história esse tipo de cura foi levado em alta consideração, como durante o período em que predominou o modelo romântico descrito no Capítulo 1 (veja o item "O modelo romântico"), a partir do século XX o fator placebo foi posto de lado na grande maioria das pesquisas. Quando o fenômeno

202   DENISE GIMENEZ RAMOS

placebo emerge, é interpretado como "uma remissão espontânea" e nunca como resultado da influência da psique. O conceito de transferência ficou restrito ao campo das doenças cujos sintomas são predominantemente psicológicos e nunca foi efetivamente usado para promover a cura dos sintomas orgânicos. Pior, a transferência nem mesmo é levada em consideração no consultório médico de modo geral.

Quando um novo medicamento é testado (por exemplo, para o tratamento de úlcera péptica), bioquímicos e médicos consideram aprovados aqueles que são 20 pontos percentuais mais eficazes em relação ao placebo, curando 50% a 60% dos pacientes (Ornstein e Sobel, 1987). Entretanto, o fato de que o placebo tenha aliviado os sintomas de 30% a 40% dos pacientes passa, em geral, sem maiores reflexões. Isso confirma a dissociação e a resistência que ainda vivemos na área da saúde. Afinal, que "droga" maravilhosa é essa que, embora quimicamente inócua, cura boa parte dos pacientes?

Estudos cientificamente mais controlados, em que nem médicos nem pacientes sabem que estão usando placebo, têm mostrado que 35% dos pacientes com ampla variedade de dor pós-operatória tiveram alívio significativo com placebo. Um alívio de dor que em alguns estudos chega a 50%. Pesquisas vêm descobrindo consistentemente que cerca de um terço dos pacientes têm mais que 50% de alívio da dor (Evans, 1985).

Em seus estudos experimentais, Evans (1985) concluiu que a eficácia do placebo, quando comparada com a de doses-padrão de diferentes drogas analgésicas em condições de duplo-cego, parece ser relativamente constante e proporcional à eficácia aparente do agente analgésico ativo. Num levantamento de vários estudos, o pesquisador concluiu que o placebo é 55% a 60% tão eficaz quanto os medicamentos ativos, independentemente da potência destes.

Assim, se a resposta placebo ainda é rejeitada por muitos cientistas como *um fator perturbador, incompreensível e desprezível*, para outros ela tem constituído elemento fundamental no processo de

A PSIQUE DO CORPO 203

cura. Seu estudo abre uma nova perspectiva para a compreensão da interface psique–corpo e de como a psique pode eliciar mudanças bioquímicas essenciais na mobilização das defesas corporais.

Se começarmos a dar ao placebo a devida atenção, provavelmente descobriremos que ele é um poderoso instrumento terapêutico, cujos efeitos são parte integral da prática clínica cotidiana (Straus e von Ammon Cavanaugh, 1996). Shapiro (1960) é freqüentemente citado em pesquisas científicas por ter afirmado que a história do tratamento médico pode ser caracterizada como a história do efeito placebo, à medida que a ciência moderna descobria que grande parte das prescrições de antigamente eram na verdade inócuas, embora pudessem promover a cura (Ornstein e Sobel, 1987).

Ao longo da história da humanidade podemos encontrar uma ampla gama de medicações cuja eficiência fisiológica é duvidosa, tais como excrementos animais, pó de múmia, sangue de morcego, pele de cobra seca, esperma de sapo, entre outras poções mágicas. Ainda assim, ou talvez por causa disso, essas prescrições faziam que a pessoa enferma se sentisse melhor.

Rossi (1986) afirma que, nesses casos, devia haver alguma razão para que um doente fosse curado. A primeira é que esses improváveis remédios contivessem algum ingrediente fisiologicamente ativo. A outra é que as doenças são autolimitadas, de modo geral. Elas seguem seu ciclo natural, com ou sem a intervenção médica. Como a maioria procura o médico no pior momento, ao ocorrer uma melhora, a cura é atribuída ao tratamento e não ao ciclo natural da doença.

Outra explicação para uma recuperação inesperada é que talvez não seja o remédio que cure, mas sim a crença no remédio e no curador (transferência) que mobilize algum mecanismo poderoso de autocura dentro do corpo (Rossi, 1986).

Assim, podemos considerar o placebo um símbolo tangível de que alguma coisa está sendo feita para ajudar o paciente. Ele evoca uma rede de fortes expectativas pessoais e culturais de que o pa-

204 DENISE GIMENEZ RAMOS

ciente vai melhorar. Na nossa sociedade, em que predomina a crença numa vida melhor por meio da tecnologia e da química, o que poderia ser melhor do que uma pílula, uma injeção ou até uma cirurgia? Elas satisfazem nossa necessidade de algo tangível, visível, a que pode ser atribuída a cura.

Segundo Ornstein e Sobel (1987), há alguns mitos sobre o placebo que precisam ser destruídos:

1. *Os placebos são fisiologicamente inertes e portanto funcionam somente para sintomas psicológicos.* Há uma clara evidência de que esse ponto de vista seja uma falácia. Henry Beecher, da Harvard Medical School, reviu uma ampla quantidade de estudos e descobriu que, em média, um terço das pessoas que recebiam placebo relatavam alívio de seus sintomas (Beecher, 1955). Os sintomas incluíam dor na ferida pós-operatória, enjôo, dor de cabeça, tosse, ansiedade e outros problemas. Mesmo sabendo que a experiência de dor é subjetiva, não poderíamos afirmar que a dor pós-operatória não seja orgânica.

2. *O efeito placebo é muito fraco.* Pelo contrário, há ao menos algumas sugestões de que o efeito placebo é suficientemente forte para sobrepujar até mesmo a atividade farmacológica conhecida de outra droga (Wolf, 1950).

3. Por fim, considera-se que *todo efeito placebo é positivo e terapêutico.* Entretanto, há também um efeito negativo que é conhecido como *nocebo* (do latim, "eu aflijo"). Quando um paciente associa sentimentos e emoções negativos a um tratamento, uma amplitude de sintomas desagradáveis pode surgir, incluindo palpitações, tontura, dores de cabeça, diarréia, náusea e lesões cutâneas (Frank, 1975; Margo, 1999; Papakostas e Daras, 2001).

Mas o que faz um placebo funcionar ou não? Segundo Sobel (1990), parece haver pessoas que respondem mais ao placebo do que outras, embora ainda não existam dados suficientes para saber se há um traço de personalidade aqui envolvido. O mais provável é que a mesma pessoa possa responder ao placebo em algumas circunstâncias e em outras não, pois as expectativas ou o significado do sintoma que ela traz para uma situação em particular tem um peso maior do que os traços de personalidade, embora os dois fatores possam interagir. Essa observação foi confirmada em laboratório: um estudo com rígido controle de variáveis revelou que a motivação, mais do que a expectativa, é o fator predominante na percepção da mudança do sintoma (Jensen e Karoly, 1991).

Nossas crenças na natureza e nas características físicas do tratamento podem também afetar o efeito placebo. Parece que marcas e médicos famosos, o entusiasmo e a confiança do médico no efeito da droga e injeções, mais do que pílulas, potencializam o efeito placebo (Sobel, 1990). A mensagem dada com qualquer tratamento também pode influenciar a rapidez do efeito. Num estudo com 30 pacientes em treino de relaxamento para diminuir a pressão arterial, foi dito à metade deles que a pressão baixaria imediatamente após a primeira sessão, enquanto aos outros foi dito que isso aconteceria somente após a terceira sessão. Aqueles que esperavam uma resposta imediata mostraram uma redução sete vezes maior da pressão arterial sistólica em comparação com o outro grupo (Agras *et al.*, 1982).

Segundo Benson e Friedman (1996), o efeito placebo produz resultados químicos benéficos em 60% a 90% das doenças, incluindo angina, asma brônquica, herpes *simplex* e úlcera duodenal. Estudos controlados e aleatórios em duplo-cego mostraram que os placebos podem ter efeito curativo em várias condições, tais como angina (Benson e McCallie Jr., 1979), epilepsia (UK Gabapentin Study Group, 1990), tratamento da dor (Turner *et al.*, 1994) e câncer (Downer *et al.*, 1994).

Pesquisas têm revelado que a resposta placebo é um fator de cura em várias doenças (Rossi, 1986; Benson e Friedman, 1996), incluindo:

1. Sistema imunológico: câncer, verrugas, resfriado comum, febre, vacinas, asma, esclerose múltipla e artrite reumatóide.
2. Sistema nervoso autônomo: hipertensão, epilepsia, estresse, dor cardíaca, contagem de células sangüíneas, dores de cabeça e dilatação pupilar.
3. Sistema endócrino: secreção da glândula adrenal, diabetes, úlceras, secreção e motilidade gástrica, colite, contraceptivos orais, dor menstrual e tirotoxicose.
4. Sistema circulatório: angina, insuficiência cardíaca congestiva e mortalidade por doenças arteriais coronarianas.

O placebo também é utilizado em tratamentos cirúrgicos ou psicológicos, como condicionamento (dessensibilização sistemática), e talvez em todas as formas de psicoterapia (Shapiro e Morris, 1978; Rossi, 1986; Papakostas e Daras, 2001). Embora alguns sintomas sejam mais sujeitos à influência do placebo, parece que nenhum sistema é imune a esse efeito, de modo que é impossível, para o médico, usar o placebo para distinguir, por exemplo, entre dor psicogênica e dor decorrente de causas orgânicas.

A implicação dessas descobertas é que há uma resposta placebo de 55% em muitos procedimentos de cura. Este alto grau de resposta placebo também sugere que há um mecanismo ou processo comum subjacente, responsável pelo fenômeno psique–corpo e cura, independentemente do problema, sintoma ou doença.

O mecanismo pelo qual a crença no placebo é traduzida em mudanças fisiológicas positivas ainda é desconhecido. Há evidências que ligam a anestesia por placebo à liberação de endorfinas. Quanto mais a fisiologia do placebo for compreendida, mais seremos capazes de elaborar intervenções terapêuticas que mobilizem esses sistemas intricados de cura.

O efeito placebo testemunha que há dentro de nós certos mecanismos autocuradores – sistemas intrínsecos de cura que podem ser mobilizados e eliciados na presença de sinais ambientais e situacionais apropriados. Ele é uma das maiores provas do fenômeno psique–corpo, tal como foi descrito ao longo deste livro.

Até hoje temos mobilizado esses dinamismos de modo inconsciente, por meio de magia, sugestão e crenças populares. Na dificuldade de lidar com o não-mensurável, não-tangível, atribuímos ao externo e à matéria o poder que pertence à psique. A pílula é necessária numa cultura que se sente desconfortável com o "invisível" e prefere pensar que qualquer efeito interno precisa ter uma causa externa. O placebo pode transformar o "desejo de viver" numa realidade física, assim como o conflito emocional também o faz ao expressar-se somaticamente. Isto é, na dificuldade de expressar um conflito no plano abstrato, o organismo o "materializa", tornando-o de certo modo mais "acessível", mais "visível".

Concluindo, esses estudos mostram como um símbolo pode atuar sobre o corpo, provocando um sintoma ou ajudando no processo de cura. O placebo intermedeia a atuação da psique sobre a matéria e, deste modo, ele é um símbolo concreto, facilitador no fenômeno psique–corpo.

O desafio que se segue é o de desenvolver modos alternativos pelos quais poderemos começar a compreender os mecanismos dinâmicos desses sistemas intrínsecos e aprender a mobilizá-los para a cura, já que certamente eles têm participação ativa na formação da doença.

PEQUENO GLOSSÁRIO TÉCNICO

ANIMA: termo desenvolvido por C. G. Jung para compreender a atitude interna do homem, geralmente representada por uma figura de mulher. Na *anima* estariam contidas todas as qualidades ausentes na consciência.

ANIMUS: do mesmo modo, o *animus* seria a representação da atitude interna da mulher, geralmente projetada como uma figura masculina.

ARQUÉTIPO: também chamado de imagem primordial, foi concebido por C. G. Jung como a representação psicológica do instinto.

EIXO EGO–SELF: termo criado por E. Edinger para designar a ligação vital entre o ego e o *Self*, a qual assegura a integridade do ego.

PERSONA: termo desenvolvido por C. G. Jung para designar a atitude externa adotada. Funciona como um complexo que tem por finalidade adaptar tanto o homem quanto a mulher às exigências do mundo externo.

SOMBRA: parte do inconsciente na qual, segundo C. G. Jung, estariam contidas todas as qualidades reprimidas desagradáveis, inferiores ou negativas do indivíduo.

BIBLIOGRAFIA

AGRAS, W. S.; HORNE, M.; TAYLOR, C. B. "Expectation and blood-pressure lowering effect of relaxation". *Psychosomatic Medicine*, 44, 1982, pp. 389-95.

ALBRECHT, A. *Satsanga – Contos da Índia*. São Paulo: Nova Acrópole, 1979.

ALEXANDER, F. (1923) *Medicina psicossomática*. Porto Alegre: Artes Médicas, 1989.

ALMADA, S. *et al.* "Neuroticism, cynicism and risk of death in middle-aged men: the Western Electric Study". *Psychosomatic Medicine*, 53, 1991, pp. 165-75.

ANANTH, J.; BURNSTEIN, M. "Cancer: less common in psychiatric patients?" *Psychosomatics*, 18, 2, 1977, pp. 44-46.

ANDERSEN, B. L. *et al.* "Stress and immune responses after surgical treatment for regional breast cancer". *Journal of the National Cancer Institute*, 90, 1, 1998, pp. 30-36.

ANDERSON, K. *et al.* "Rheumatoid arthritis: review of psychological factors related to etiology, effects, and treatment". *Psychological Bulletin*, 98, 1985, pp. 358-87.

APPELS, A. "Depression and coronary heart disease: observations and questions". *Journal of Psychosomatic Research*, 43, 5, 1997, pp. 443-52.

ATCHISON, M.; CONDON, J. "Hostility and anger measures in coronary heart disease". *The Australian and New Zealand Journal of Psychiatry*, 27, 3, 1993, pp. 436-42.

BAREFOOT, J. C. *et al.* "Hostility, incidence of acute myocardial infarction, and mortality in a sample of older Danish men and women". *American Journal of Epidemiology*, 142, 5, 1995, pp. 477-84.

BEECHER, H. K. "The powerful placebo". *Journal of the American Medical Association*, 159, 1995, pp. 1602-06.

BENSON, H.; FRIEDMAN, R. "Harnessing the power of the placebo effect and renaming it 'remembered wellness'". *Annual Review of Medicine*, 47, 1996, pp. 193-99.

BENSON, H.; MCCALLIE JR., D. P. "Angina pectoris and the placebo effect". *The New England Journal of Medicine*, 300, 25, 1979, pp. 1424-29.

BIELAUSKAS, L.; GARRON, D. "Psychological depression and cancer". *General Hospital Psyquiatry*, 4, 1982, 187-95.

BLEIKER, E. M. *et al.* "Personality factors and breast cancer development: a prospective longitudinal study". *Journal of the National Cancer Institute*, 88, 20, 1996, pp. 1478-82.

BRADLEY, L. *et al.* "Effects of psychological therapy on pain behavior of rheumatoid arthritis patients". *Arthritis and Rheumatism*, 30, 1987, pp. 1105-14.

BROWN, T. M. "Cartesian dualism and psychosomatics". *Psychosomatics*, 30, 3, 1990, pp. 213-21.

BYINGTON, C. A. *Dimensões simbólicas da personalidade*. São Paulo: Ática, 1988.

CABRAL, M.; GIGLIO, J.; STANGENHAUS, G. "A relação trabalho–lazer em pacientes acometidos de artrite reumatóide". *Jornal Brasileiro de Psiquiatria*, 6, 1988, pp. 303-08.

CAMPBELL, J. *O poder do mito*. São Paulo: Palas Athena, 1990.

CANGUILHEM, G. *O normal e o patológico*. Rio de Janeiro: Forense Universitária, 1978.

CAPRA, F. *The turning point*. Nova York: Simon & Schuster, 1982.

CARETTE, S. *et al.* "The role of life events and childhood experiences in the development of rheumatoid arthritis". *The Journal of Rheumatology*, 27, 9, 2000, pp. 2123-30.

CARNEY, R.; FREEDLAND, K.; JAFFE, A. "Insomnia and depression prior to myocardial infarction". *Psychosomatic Medicine*, 52, 1990, pp. 603-09.

CASTIEL, L. D. "Psicossomática e eficácia: além do princípio do placebo". *Jornal Brasileiro de Psiquiatria*, 40, 5, 1991, pp. 267-72.

CHAPUT, L. A. *et al.* "Hostility predicts recurrent events among post-menopausal women with coronary heart disease". *American Journal of Epidemiology*, 156, 12, 2002, pp. 1092-99.

CHESNEY, M. *et. al.*, "Type A behavior pattern: facial behavior and speech components". *Psychosomatic Medicine*, 53, 1990, pp. 307-19.

COHEN, M.; DEMBLING, B.; SCHORLING, J. "The association between schizophrenia and cancer: a population-based mortality study". *Schizophrenia Research*, 57, 2-3, 2002, pp. 139-46.

COHEN, S. "Social support and physical illness". *Advances*, 7, 1, 1990, pp. 35-48.

COHEN, S.; HERBERT, T. B. "Health psychology: psychological factors and physical disease from the perspective of human psychoneuroimmunology". *Annual Review of Psychology*, 47, 1996, pp. 113-42.

COHEN, S.; SYME, S. L. (eds.). *Social suport and health*. Nova York: Academic Press, 1985.

CONFORTI, M. *Field, form and fate*. Nova Orleans: Spring Journal Books, 1999.

CONGER, J. P. *Jung and Reich: the body as shadow*. Berkeley: North Atlantic Books, 1988.

COSTA JR., P. *et al.* "Task force 2: psychological risk factors in coronary artery disease". *Circulation*, 276, 1987, pp. 1145-49.

CRAIG, T. J.; LIN, S. P. "Cancer and mental illness". *Comprehensive Psychiatry*, 22, 4, 1981, pp. 404-10.

212 DENISE GIMENEZ RAMOS

DALTON, S. O. *et al.* "Mind and cancer: do psychological factors cause cancer?" *European Journal of Cancer*, 38, 10, 2002, pp. 1313-23.

DATTORE, P. J.; SHONTZ, F. C.; COYNE, L. "Premorbid personality differentiation of cancer and non cancer groups: a test of the hypothesis of cancer proneness". *Journal of Consulting and Clinical Psychology*, 48, 3, 1980, pp. 388-94.

DEMBROSKI, T. *et al.* "Components of type A hostility, and anger-in". *Psychosomatic Medicine*, 47, 1985, pp. 219-33.

DEROGATIS, L. R.; ABELOFF, M.; MELISARATOS, N. "Psychological coping mechanisms and survival time in metastatic breast cancer". *Journal of the American Medical Association*, 242, 1979, pp. 1504-08.

DESCARTES, R. "The passions of the soul". *In*: HALDANE, E. S. (ed.). *The philosophical works.* vol. 1. Nova York: Dover, 1955.

_____. "Discourse on method XI, 120". *In*: MORUS, J. M. (ed.). *Descartes dictionary.* Nova York: Phylosophical Library, 1971.

_____. "Meditação VI. Da existência das coisas materiais e da distinção real entre a alma e o corpo do homem". *In*: GUINSBURG, J.; PRADO, B. (eds.). *Meditações.* São Paulo: Nova Cultural, 1988.

DEUTSCH, F. "Der Gesunde und der kranke Korper in psychoanalyticher Betrachtung". *Int. Zeit. Psa*, 8, 1922, p. 290.

DORAN, M. F. *et al.* "Trends in incidence and mortality in rheumatoid arthritis in Rochester, Minnesota, over a forty-year period". *Arthritis and Rheumatism*, 46, 2002, pp. 625-31.

DOWNER, S. M. *et al.* "Pursuit and practice of complementary therapies by cancer patients receiving conventional treatment". *BMJ*, 309 (6947), 1994, pp. 86-9.

DUNBAR, H. *Emotions and biology changes: a survey of literature on psychosomatic interrelationships: 1910–1933.* Nova York: Columbia University Press, 1935.

EATON, W. W.; HAYWARD, C.; RAM, R. "Schizophrenia and rheumatoid arthritis: a review". *Schizophrenia Research*, 6 (3), 1992, pp. 181-92.

ENGEBRETSON, T.; MATTHEWS, K. "Dimensions of hostility in men, women, and boys: relationships to personality and cardiovascular responses to stress". *Psychosomatic Medicine*, 54, 1992, pp. 311-23.

ESTERLING, B. *et al.* "Emotional repression, stress disclosure responses, and Epstein-Barr viral capsid antigen titers". *Psychosomatic Medicine*, 52, 1990, pp. 397-410.

EVANS, F. "Expectancy, therapeutic instructions, and the placebo response". *In*: WHITE, L.; SCHWARTZ, G. (eds.). *Placebo: theory, research, and mechanisms*. Nova York: Guilford Press, 1985.

EVERSON, S. A. *et al.* "Hopelessness and risk of mortality and incidence of myocardial infarction and cancer". *Psychosomatic Medicine*, 58, 1996, pp. 113-21.

FABREGA JR., H. "The concept of somatization as a cultural and historical product of Western medicine". *Psychosomatic Medicine*, 52 (6), 1990, pp. 653-72.

FARAGHER, E. B.; COOPER, C. L. "Type A stress prone behaviour and breast cancer". *Psychological Medicine*, 20 (3), 1990, pp. 663-70.

FELITTI, V. J. *et al.* "Relationship of childhood abuse and household dysfunction to many of the leading causes of death in adults. The Adverse Childhood Experiences (ACE) Study". *American Journal of Preventive Medicine*, 14 (4), 1998, pp. 245-58.

FERGUSON, M. *The Aquarian conspiracy*. Los Angeles: J. P. Tarcher, 1980.

FORDHAM, M. *New developments in analytical psychology*. Londres: Routledge & Kegan Paul, 1957.

FOSS, L.; ROTHENBERG, K. *The second medical revolution. From biomedicine to informedicine*. Boston: Shambala, 1987.

FRANK, J. D. "The faith that heals". *The Johns Hopkins Medical Journal*, 137, 1975, pp. 127-31.

FRASURE-SMITH, N. *et al.* "Gender, depression, and one-year prognosis after myocardial infarction". *Psychosomatic Medicine*, 61 (1), 1999, pp. 26-37.

FREUD, S. (1891). *On aphasia: a critical study*. Nova York: International Universities Press, 1954.

_____. (1895). "Project for a scientific psychology". *In*: JONES, E. (ed.); STRACHEY, J. (trans.). *The standard edition of the complete psychologycal works of Sigmund Freud*. vol. 1. Londres: Hogarth Press, 1966.

FRIEDMAN, M.; ROSENMAN, R. *Type A behavior and your heart*. Nova York: Alfred A. Knopf, 1974.

FULLER, R. B. *Operating manual for spaceship Earth*. Nova York: Dutton, 1978.

FUNK & WAGNALLS. *New college standard dictionary*. Nova York: Funk & Wagnalls Company, 1950.

GALLACHER, J. E. *et al.* "Anger and incident heart disease in the caerphilly study". *Psychosomatic Medicine*, 61 (4), 1999, pp. 446-53.

GALLO, J. J. *et al.* "Major depression and cancer: the 13-year follow-up of the Baltimore epidemiologic catchment area sample (United States)". *Cancer Causes & Control*, 11 (8), 2000, pp. 751-58.

GALLO, L. C. *et al.* "Marital status and quality in middle-aged women: associations with levels and trajectories of cardiovascular risk factors". *Health Psychology*, 22 (5), 2003, pp. 453-63.

GERIN, W. *et al.* "Social support in social interaction: a moderator of cardiovascular reactivity". *Psychosomatic Medicine*, 54, 1992, pp. 324-36.

GEYER, S. "Life events prior to manifestation of breast cancer: a limited prospective study covering eight years before diagnosis". *Journal of Psychosomatic Research*, 35 (2-3), 1991, pp. 355-563.

_____. "Life events, chronic difficulties and vulnerability factors preceding breast cancer". *Journal of Psychosomatic Research*, 37 (12), 1993, pp. 1545-55.

GLORIA, F. *et al.* "The hostility complex and myocardial infarct". *Archivos del Instituto de Cardiologia de Mexico*, 66 (2), 1996, pp. 138-42.

GOLDSTEIN, D.; ANTONI, M. "The distribution of repressive coping styles among non-metastatic breast cancer patients as compared to non-cancer controls". *Psychology and Health*, 3, 1989, pp. 245-58.

GORE, S. "The effect of social support in moderating the health consequences of unemployment". *Journal of Health and Social Behavior*, 19, 1978, pp. 157-65.

GREER, S.; MORRIS, T. "Psychological attributes of women who develop breast cancer: a controlled study". *Journal of Psychosomatic Research*, 19, 1975, pp. 147-53.

GREER, S.; MORRIS, T.; PETTINGALE, K. "Psychological response to breast cancer: effect on outcome". *Lancet*, 2, 1979, pp. 785-87.

GRODDECK, G. *The book of the It.* Nova York: Vintage Books, 1949.

_____. *Estudos psicanalíticos sobre psicossomática.* São Paulo: Perspectiva, 1992.

GULBINAT, W. *et al.* "Cancer incidence of schizophrenic patients. Results of record linkage studies in three countries". *The British Journal of Psychiatry. Supplement*, 18, 1992, pp. 75-83.

GUSDORF, G. *L'homme romantique.* Paris: Payot, 1984.

HAHN, R.; PETITTI, D. "Minnesota Multiphasic Personality Inventory: rated depression and the incidence of breast cancer". *Cancer*, 61, 1988, pp. 845-48.

HARRIS, A. E. "Physical disease and schizophrenia". *Schizophrenia Bulletin*, 14 (1), 1988, pp. 85-96.

HAYNAL, A.; PASINI, W. *Manual de medicina psicossomática.* São Paulo: Masson, 1983.

HECKER, M. H. *et al.* "Coronary-prone behaviors in the Western Collaborative Group Study". *Psychosomatic Medicine*, 50 (2), 1988, pp. 153-64.

HEIDBREDER, E. *Psicologías del siglo XX.* Buenos Aires: Paidós, 1964.

HISLOP, T.; WAXLER, N.; COLDMAN, A. "The prognostic significance of psychosocial factors in women with breast cancer". *Journal of Chronic Disease*, 40, 1987, pp. 729-35.

HORNING-ROHAN, M.; LOCKE, S. *Psychological and behavioral treatments for disorders of the heart and blood vessels*. Nova York: Institute for the Advancement of Health, 1985.

HORSTEN, M. *et al.* "Psychosocial factors and heart rate variability in healthy women". *Psychosomatic Medicine*, 61 (1), 1999, pp. 49-57.

HUSSAR, A. E. "Leading causes of death in institutionalized chronic schizophrenic patients: a study of 1.275 autopsy protocols". *The Journal of Nervous and Mental Disease*, 142 (1), 1996, pp. 45-57.

IRWIN, M.; SMITH, T.; GILLIN, J. "Electroencephalographic sleep and natural killer activity in depressed patients and control subjects". *Psychosomatic Medicine*, 54, 1992, pp. 10-21.

JACOBS, J. R.; BOVASSO, G. B. "Early and chronic stress and their relation to breast cancer". *Psychological Medicine*, 30 (3), 2000, pp. 669-78.

JACOBY, M. *Jungian psychotherapy and contemporary infant research*. Londres: Routledge, 1999.

JAMNER, L. *et al.* "Ambulatory blood pressure and heart rate in paramedics: effects of cynical hostility and defensiveness". *Psychosomatic Medicine*, 53, 1991, pp. 393-406.

JENSEN, M.; KAROLY, P. "Motivation and expectancy in symptom perception: a laboratory study of the placebo effect". *Psychosomatic Medicine*, 53, 1991, pp. 144-52.

JONES, D. R.; GOLDBLATT, P. O.; LEON, D. A. "Bereavement and cancer: some data on deaths of spouses from the longitudinal study of Office of Population Censuses and Surveys". *British Medical Journal (Clinical research ed.)*, 289, 6443, 1984, pp. 461-64.

JORGENSEN, R. S. *et al.* "Defensive hostility and coronary heart disease: a preliminary investigation of male veterans". *Psychosomatic Medicine*, 63 (3), 2001, pp. 463-69.

JUNG, C. G. *The collected works of Carl G. Jung* (Bollingen Series XX). Londres: Routledge & Kegan Paul, 1992.

_____. *Two essays on analytical psychology*. Collected works v. 7. Princeton: Princeton University Press, 1953.

_____. *Psychology and alchemy*. Collected works v. 12. Princeton: Princeton University Press, 1968.

_____. *Symbols of transformation*. Collected works v. 5. Princeton: Princeton University Press, 1970.

_____. *Psychological types*. Collected works v. 6. Princeton: Princeton University Press, 1971.

_____. *The structure and dynamics of the psyche*. Collected works v. 8. Princeton: Princeton University Press, 1972.

_____. *Experimental researches*. Collected works v. 2. Princeton: Princeton University Press, 1973.

_____. *Aion*. Collected works v. 9 (II). Princeton: Princeton University Press, 1974.

_____. *The archetypes and the collective unconscious*. Collected works v. 9 (I). Princeton: Princeton University Press, 1975.

_____. *Nietzsche's Zarathustra* (Bollingen Series XCIX). vol. 1. Princeton: Princeton University Press, 1988.

KAMARCK, T.; MANUCK, S.; JENNINGS, R. "Social support reduces cardiovascular reactivity to psychological challenge: a laboratory model". *Psychosomatic Medicine*, 52, 1990, pp. 42-58.

KAST, V. *The dynamics of symbols: fundaments of Junguian psychotherapy*. Nova York: International Publishing Co., 1992.

KAUFMANN, M. W. *et al*. "Relation between myocardial infarction, depression, hostility, and death". *American Heart Journal*, 138 (3), Pt. 1, 1999, pp. 549-54.

KIDD, S. M. *The secret life of bees*. Nova York: Viking Press, 2002.

KIECOLT-GLASER, J. *et al*. "Modulation of cellular immunity in medical students". *Journal of Behavioral Medicine*, 9, 1986, pp. 5-21.

_____. "Psychosocial modifiers of immunocompetence in medical students". *Psychosomatic Medicine*, 46, 1984, pp. 7-14.

KING, K. B. "Psychologic and social aspects of cardiovascular disease". *Annals of Behavioral Medicine*, 19 (3), 1997, pp. 264-70.

KNAPP, P. "Free association as a biopsychosocial probe". *Psychosomatic Medicine*, 42, 1980, pp. 129-97.

KNAPP, P. *et al*. "Short-term immunological effects of induced emotion". *Psychosomatic Medicine*, 54, 1992, pp. 133-48.

KOHLER, W. *Gestalt psychology*. Nova York: Mentor, 1947.

KORNFELD, D. S. "The American Psychosomatic Society: why?" *Psychosomatic Medicine*, 52 (4), 1990, pp. 481-95.

KVIKSTAD, A.; VATTEN, L. J. "Risk and prognosis of cancer in middle-aged women who have experienced the death of a child". *International Journal of Cancer*, 67 (2), 1996, pp. 165-69.

KVIKSTAD, A. *et al*. "Death of a husband or marital divorce related to risk of breast cancer in middle-aged women. A nested case-control study among Norwegian women born 1935-1954". *European Journal of Cancer*, (30A), 4, 1994, pp. 473-77.

LAHAD, A. *et al*. "Hostility, aggression and the risk of nonfatal myocardial infarction in postmenopausal women". *Journal of Psychosomatic Research*, 43 (2), 1997, pp. 183-95.

LASZLO, E. *The creative cosmos. An unified science of matter, life and mind*. Edinburgh: Floris Book, 1993.

_____. Apresentação proferida na *Assisi Conference*, Itália. Organização de Michael Conforti, fundador e diretor da Assisi Foundation, 2003.

LATMAN, N. S.; WALLS, R. "Personality and stress: an exploratory comparison of rheumatoid arthritis and osteoarthritis". *Archives of Physical Medicine and Rehabilitation*, 77 (8), 1996, pp. 796-800.

LeShan, L. "Creating a climate for self-healing: the principles of modern psychosomatic medicine". *Advances*, 8 (4), 1992, pp. 20-27.

Lespérance, F.; Frasure-Smith, N.; Talajic, M. "Major depression before and after myocardial infarction: its nature and consequences". *Psychosomatic Medicine*, 58 (2), 1996, pp. 99-110.

Levav, I. *et al.* "Cancer incidence and survival following bereavement". *American Journal of Public Health*, 90 (10), 2000, pp. 1601-07.

Lindberg, N. E. *et al.* "Psychotherapy in rheumatoid arthritis – a parallel-process study of psychic state and course of rheumatic disease". *Zeitschrift fur Rheumatologie*, 55 (1), 1996, pp. 28-39.

Lipowiski, Z. J. "What does the word 'psychosomatic' really mean? An historical and semantic inquiry". *Psychosomatic Medicine*, 46 (2), 1984, pp. 153-71.

Loberiza Jr., F. R. "Association of depressive syndrome and early deaths among patients after stem-cell transplantation for malignant diseases". *Journal of Clinical Oncology*, 20 (8), 2002, pp. 2118-26.

Lynch, J. J. *The broken heart: the medical consequences of loneliness.* Nova York: Basic Books, 1977.

_____. *The language of the heart: the human body in dialogue.* Nova York: Basic Books, 1985.

Maddison, D.; Viola, A. "The health of widows in the year following bereavement". *Journal of Psychosomatic Research*, 12, 1968, pp. 297-306.

Marcenaro, M. *et al.* "Rheumatoid arthritis, personality, stress response style, and coping with illness. A preliminary survey". *Annals of the Nova York Academy of Sciences*, 876, 1999, pp. 419-25.

Margetts, E. L. "The early history of the word 'psychosomatic'". *Canadian Medical Association Journal*, 63, 1950, pp. 402-04.

Margo, C. E. "The placebo effect". *Survey of ophthalmology*, 44 (1), 1999, pp. 31-44.

220 DENISE GIMENEZ RAMOS

MARTIKAINEN, P.; VALKONEN, T. "Mortality after the death of a spouse: rates and causes of death in a large Finnish cohort". *American Journal of Public Health*, 86 (8) Pt. 1, 1996, pp. 1087-93.

MARTINS, J.; BICUDO, M. A. *A pesquisa qualitativa em psicologia educativa*. São Paulo: Educ/Moraes, 1989.

MARTY, P. *A psicossomática do adulto*. Porto Alegre: Artes Médicas, 1990.

MARTY, P.; M'UZAM, M.; DAVID, C. *L'investigation psychosomatique*. Paris: Presses Universitaires de France, 1963.

MATTHEWS, K. A.; GUMP, B. B. "Chronic work stress and marital dissolution increase risk of posttrial mortality in men from the Multiple Risk Factor Intervention Trial". *Archives of Internal Medicine*, 162 (3), 2002, pp. 309-15.

MAUCERI, J. *The great break*. Nova York: Pulse, 1986.

MCDOUGALL, J. *Theaters of the mind*. Nova York: Basic Books, 1986.

_____. *Theaters of the body*. Nova York: Norton Professional, 1989.

MCKENNA, M. C. *et al.* "Psychosocial factors and the development of breast cancer: a meta-analysis". *Health Psychology*, 18 (5), 1999, pp. 520-31.

MEESTERS, C. M.; SMULDERS, J. "Hostility and myocardial infarction in men". *Journal of Psychosomatic Research*, 38 (7), 1994, pp. 727-34.

MEIR, C. A. *Soul and body*. San Francisco: The Lapis Press, 1986.

MELLO FILHO, J. *et al. Psicossomática hoje*. Porto Alegre: Artes Médicas, 1992.

MINDELL, A. *Dreambody*. Santa Monica: Sigo Press, 1982.

_____. *Working with the dreaming body*. Boston: Routledge & Kegan Paul, 1985.

MOOS, R. "Personality factors associated with rheumatoid arthritis: a review". *Journal of Chronic Disease*, 17, 1964, pp. 41-55.

MORTENSEN, P. B. "The incidence of cancer in schizophrenic patients". *Journal of Epidemiology and Community Health*, 43, 1, 1989, pp. 43-47.

_____. "The occurrence of cancer in schizophrenic patients". *Schizophrenia Research*, 12, 1994, pp. 185-94.

MYERS, S.; BENSON, H. "Psychological factors in healing: a new perspective on an old debate". *Behavioral Medicine*, 18, 1, 1992, pp. 5-10.

NALIBOFF, B. *et al.* "Immunological changes in young and old adults during brief laboratory stress". *Psychosomatic Medicine*, 53, 1991, pp. 121-32.

NEUMANN, E. *The origins and history of consciousness*. Princeton: Princeton University Press, 1973.

NIAURA, R. *et al.* "Hostility, the metabolic syndrome, and incident coronary heart disease". *Health Psychology*, 21 (6), 2002, pp. 588-93.

ODEGARD, O. "Mortality in Norwegian psychiatric hospitals: 1950-1962". *Acta Genetica et Statistica Medica*, 17 (1), 1967, pp. 137-53.

O'LEARY, A. "Stress, emotion, and human immune function". *Psychological Bulletin*, 108 (3), 1990, pp. 363-82.

ORNSTEIN, R.; SOBEL, D. *The healing brain: breakthrough discoveries about how the brain keeps us healthy*. Nova York: Touchstone, 1987.

ORNSTEIN, R.; SWENCIONIS, C. (eds.). *The healing brain: a scientific reader*. Nova York: The Guilford Press, 1990.

ORTH-GOMÉR, K.; UNDÉN, A. "Type A behavior, social support, and coronary risk: interaction and significance for mortality in cardiac patients". *Psychosomatic Medicine*, 52, 1990, pp. 59-72.

ORTH-GOMÉR, K. *et al.* "Marital stress worsens prognosis in women with coronary heart disease: The Stockholm Female Coronary Risk Study". *Journal of the American Medical Association*, 284 (23), 2000, pp. 3008-14.

PAPAKOSTAS, Y. G.; DARAS, M. D. "Placebos, placebo effect, and the response to the healing situation: the evolution of a concept". *Epilepsia*, 42 (12), 2001, pp. 1614-25.

PEI, M. *The families of words*. Nova York: Saint Martin's Press, 1962.

PENNEBAKER, J.; BARGER, S.; TIEBOUT, J. "Disclosure of traumas and health among holocaust survivors". *Psychosomatic Medicine*, 51, 1989, pp. 577-89.

PENNEBAKER, J.; KIECOLT-GLASER, J.; GLASER, R. "Disclosure of traumas and immune function. Implications for psychotherapy". *Journal of Consulting Clinical Psychology*, 56, 1988, pp. 239-45.

PENNEBAKER, J.; O'HEERON, R. "Confiding in others and illness among spouses of suicide and accidental death victims". *Journal of Abnormal Psychology*, 93, 1984, pp. 473-76.

PENNEBAKER, J.; SUSMAN, J. "Disclosure of traumas and psychosomatic processes". *Social Science Medicine*, 26, 1988, pp. 327-32.

PENNINX, B. W. *et al.* "Chronically depressed mood and cancer risk in older persons". *Journal of the National Cancer Institute*, 90 (24), 1998, pp. 1888-93.

PERSKY, V.; KEMPTHORNE-RAWSON, J.; SHEKELLE, R. "Personality and risk of cancer: 20-year follow-up of the Western Electric Study". *Psychosomatic Medicine*, 49, 1987, pp. 435-49.

PLATÃO. *Diálogos*. vol. 1. Tradução de Carlos Alberto Nunes. Belém: Universidade Federal do Pará, 1980.

_____. *Charmides or temperance*. Tradução de B. Jowett. Disponível em: http://classics.mit.edu/Plato/charmides.html. Acessado em 7 de janeiro de 2004.

POPE, M.; SMITH, T. "Cortisol excretion in high and low cynically hostile men". *Psychosomatic Medicine*, 53, 1991, pp. 386-92.

RAMIREZ, A.; CRAIG, T.; WATSON, J. "Stress and relapse of breast cancer". *British Medical Journal*, 298, 1989, pp. 291-93.

RAMOS, D. G. *A psique do coração*. São Paulo: Cultrix, 1990.

REICH, W. (1954). *Analisis del caracter*. Buenos Aires: Paidós, 1955.

REICHEL-DOLMATOFF, G. *Amazonian cosmos. The sexual religious symbolism of the Tukano indians*. Chicago: The University of Chicago Press, 1971.

REISINE, S.; FIFIELD, J.; WINKELMAN, D. K. "Employment patterns and their effect on health outcomes among women with rheumatoid arthritis followed for 7 years". *The Journal of Rheumatology*, 25 (10), 1998, pp. 1908-16.

RICE, D. "No lung cancer in schizophrenics?". *British Journal of Psychiatry*, 134, 1979, p. 128.

ROSENKRANTZ, B. *Sickness and health in America*. Madison: University of Wisconsin Press, 1985.

ROSSI, E. L. *The psychobiology of mind–body healing*. Nova York: W. W. Norton & Co., 1986.

RUSSEK, L. *et al.* "The Harvard mastery of stress study 35-year follow-up: prognostic significance of patterns of psychophysiological arousal and adaptation". *Psychosomatic Medicine*, 52, 1990, pp. 271-85.

SANDNER, D. F. *The subjective body in clinical practice*. Wilmette: Chiron, 1986.

SANTOS, F.; OTELO, C. "Histeria, hipocondria e fenômeno psicossomático". *In*: MELLO FILHO, J. *et al*. *Psicossomática hoje*. Porto Alegre: Artes Médicas, 1992.

SCHLEIFER, S. *et al.* "Suppression of lymphocyte stimulation following bereavement". *Journal of the American Medical Association*, 250, 1983, pp. 374-77.

SELYE, H. *The stress of life*. Nova York: McGraw-Hill, 1956.

SEPHTON, S.; SPIEGEL, D. "Circadian disruption in cancer: a neuroendocrine-immune pathway from stress to disease?". *Brain, Behavior, and Immunity*, 17 (5), 2003, pp. 321-28.

SHAFFER, J. W. *et al.* "Clustering of personality traits in youth and the subsequent development of cancer among physicians". *Journal of Behavioral Medicine*, 10 (5), 1987, pp. 441-47.

SHAPIRO, A. K. "A contribution to a history of the placebo effect". *Behavioral Science*, 5, 1960, pp. 109-35.

_____. "Factors contributing to the placebo effect'. *American Journal of Psychoterapy*, 73 (supl.), 1964, pp. 73-88.

SHAPIRO, A. K.; MORRIS, L. A. "The placebo effect in medical and psychological therapies". *In*: GARFIELD, S. L.; BERGIN, A. E. (eds.). *Handbook of psychotherapy and behavior change*. Nova York: John Wiley, 1978.

SHARPE, L. *et al*. "Long-term efficacy of a cognitive behavioural treatment from a randomized controlled trial for patients recently diagnosed with rheumatoid arthritis". *Rheumatology (Oxford)*, 42 (3), 2003, pp. 435-41.

_____. "A blind, randomized, controlled trial of cognitive-behavioural intervention for patients with recent onset rheumatoid arthritis: preventing psychological and physical morbidity". *Pain*, 89 (2-3), 2001, pp. 275-83.

SHEKELLE, R. B. *et al*. "Psychological depression and 17-year risk of death from cancer". *Psychosomatic Medicine*, 43 (2), 1980, pp. 117-25.

SIDOLI, M. *When the body speaks*. Londres: Routledge, 2000.

SIEGMAN, A.; DEMBROSKI, T.; RINGEL, N. "Components of hostility and the severity of coronary artery disease". *Psychosomatic Medicine*, 51, 1987, pp. 514-22.

SIEGMAN, A. W. *et al*. "Antagonistic behavior, dominance, hostility, and coronary heart disease". *Psychosomatic Medicine*, 62 (2), 2000, pp. 248-57.

SIFNEOS, P.; NEHEMIAH, C. *Affect and fantasy in modern trends in psychosomatic medicine*. vol. 2. Londres: Butterworth, 1970.

SIMMS, B. *Mind and madness in ancient Greece*. Ithaca: Cornell University Press, 1980.

SIROIS, B. C.; BURG, M. M. "Negative emotion and coronary heart disease. A review". *Behavior Modification*, 27 (1), 2003, pp. 83-102.

SMUTS, J. C. *Holism and evolution*. Nova York: MacMillan, 1926.

SOBEL, D. S. "The placebo effect: using the body's own's healing mechanisms". *In*: ORNSTEIN, R.; SWENCIONIS, C. (eds.) *The healing brain*. Nova York: The Guilford Press, 1990.

SOLIÉ, P. *Médicines iniciatiques*. Paris: Epi, 1976.

A PSIQUE DO CORPO 225

_____. *Psychologie analytique et médicine psychosomatique.* Paris: Les Editions S., Veyrat, 1990.

SOLOMON, G. "Emotional and personality factors in the onset and course of autoimmune disease, particularly rheumatoid arthritis". *In*: ADLER, A. (ed.). *Psychoneuroimmunology.* San Diego: Academic Press, 1981.

_____. "The emerging field of psychoneuroimmunology, with a special note on aids". *In*: ORNSTEIN, R.; SWENCIONIS, C. (eds.). *The healing brain.* Nova York: The Guilford Press, 1990(b).

_____. "Emotions, stress, and immunity". *In*: ORNSTEIN, R.; SWENCIONIS, C. (eds.). *The healing brain.* Nova York: The Guilford Press, 1990(a).

SPIEGEL, D. "Cancer and depression". *The British Journal of Psychiatry*, 30 (supl.), 1996, pp. 109-16.

SPIEGEL, D.; GIESE-DAVIS, J. "Depression and cancer: mechanisms and disease progression". *Biological Psychiatry*, 54 (3), 2003, pp. 269-82.

STRAUS, J. L.; VON AMMON CAVANAUGH, S. "Placebo effects. Issues for clinical practice in psychiatry and medicine". *Psychosomatics*, 37 (4), 1996, pp. 315-26.

STRIK, J. J. *et al.* "Comparing symptoms of depression and anxiety as predictors of cardiac events and increased health care consumption after myocardial infarction". *Journal of the American College of Cardiology*, 42 (10), 2003, pp. 1801-07.

SUAREZ, E.; WILLIAMS, R. "Dimensions of hostility and reactivity". *Psychosomatic Medicine*, 52, 1990, pp. 558-70.

SYMMONS, D.; MATHERS, C.; PFLEGER, B. "The global burden of rheumatoid arthritis in the year 2000". Genebra: World Health Organisation, 2000. Disponível em: http://www3.who.int/whosis/search/ search.cfm?path=whosis,burden,burden_estimates,search. Acessado em 14 de novembro de 2003.

TEMOSHOK, L. "Biopsychological studies on cutaneous malignant melanoma: psychosocial factors associated with prognostic indicators, progression, psychophysiology, and tumor-host response". *Social Science Medicine*, 20, 1985, pp. 833-40.

TEMOSHOK, L.; DREHER, H. *The Type C connection*. Nova York: Random House, 1992.

TEMOSHOK, L.; HELLER, B.; SAGEBIEL, R. "The relationship of psychosocial factors to prognostic indicators in cutaneous malignant melanoma". *Journal of Psychosomatic Research*, 929, 1985, pp. 139-53.

THE EDITORS. "Editorial". *Psychosomatic Medicine*, 1, 1939, pp. 3-5.

TIJHUIS, M. A. *et al.* "Prospective investigation of emotional control and cancer risk in men (the Zutphen Elderly Study – The Netherlands)". *Cancer Causes & Control*, 11 (7), 2000, pp. 589-95.

TURNER, J. A. *et al.* "The importance of placebo effects in pain treatment and research". *Journal of the American Medical Association*, 271 (20), 1994, pp. 1609-14.

UK GABAPENTIN STUDY GROUP. "Gabapentin in partial epilepsy". *Lancet*, 335 (8698), 1990, pp. 1114-17.

ULMER, D.; FRIEDMAN, M. *Treating Type A behavior and your heart*. Nova York: Knopf, 1984.

VAN EGEREN, L.; SPARROW, A. "Ambulatory monitoring to assess real-life cardiovascular reactivity in type A and type B subjects". *Psychosomatic Medicine*, 52, 1990, pp. 297-306.

WAMALA, S. P. *et al.* "Job stress and the occupational gradient in coronary heart disease risk in women: the Stockholm Female Coronary Risk Study". *Journal of Psychosomatic Research*, 51 (4), 2000, pp. 481-89.

WAMALA, S. P.; LYNCH, J.; KAPLAN, G. A. "Women's exposure to early and later life socioeconomic disadvantage and coronary heart disease risk: the Stockholm Female Coronary Risk Study". *International Journal of Epidemiology*, 30 (2), 2001, pp. 275-84.

WARNER, J. H. *The therapeutic perspective*. Cambridge: Harvard University Press, 1986.

WEIL, P. *Holística: uma nova visão e abordagem do real.* São Paulo: Palas Athena, 1990.

WILLIAMS, R. *et al.* "Biobehavioral basis of coronary-prone behavior in middle-aged men". *Psychosomatic Medicine,* 53, 1991, pp. 517-27.

WILLIAMS, S. A. *et al.* "Depression and risk of heart failure among the elderly: a prospective community-based study". *Psychosomatic Medicine,* 64 (1), 2002, pp. 6-12.

WILSON, M. "Body and mind from the Cartesian point of view". *In:* RIEBER, R. W. *Body and mind. Past, present and future.* Nova York: Academic Press, 1980.

WOLF, S. "Effects of suggestion and conditioning on the action of chemical agents in human subjects: the pharmacology of placebos". *Journal of Clinical Investigation,* 29, 1950, pp. 100-09.

WULSIN, L. R.; SINGAL, B. M. "Do depressive symptoms increase the risk for the onset of coronary disease? A systematic quantitative review". *Psychosomatic Medicine,* 65 (2), 2003, pp. 201-10.

ZAUTRA, A. J. *et al.* "Field research on the relationship between stress and disease activity in rheumatoid arthritis". *Annals of the Nova York Academy of Sciences,* 876, 1999, pp. 397-412.

ZAUTRA, A. J.; SMITH, B. W. "Depression and reactivity to stress in older women with rheumatoid arthritis and osteoarthritis". *Psychosomatic Medicine,* 63 (4), 2001, pp. 687-96.

ZIEGLER, A. J. *Archetypal medicine.* Dallas: Spring Publications, 1983.

ZONDERMAN, A.; COSTA, P.; MCCRAE, R. "Depression as a risk for cancer morbidity and mortality in a tionally representative sample". *Journal of American Medical Association,* 262, 1989, pp. 1191-95.

ZUMOFF, B. *et al.* "Elevated daytime urinary excretion of testosterone glucuronide in men with the type A behavior pattern". *Psychosomatic Medicine,* 46 (3), 1984, pp. 223-25.

ÍNDICE REMISSIVO

abandono 14, 58, 123, 137, 139, 149, 156, 159, 160, 174, 176, 177
abordagem finalista 73-4
aborto espontâneo: estudo de caso 184-7
  defesas 187
  imaginação ativa 185
  incesto 184-7
  relacionamentos familiares 184-5
  simbolismo 186-7
acne rosácea: estudo de caso 166-70
  expressão/repressão da raiva 168
  relacionamentos familiares 166
  sandplay 166-7
  simbolismo 169
agentes patogênicos 81
alergia 74
Alexander, Franz 40-1
alexitimia 42, 54, 192
  normopatas 42
  pacientes alexitímicos 42
alterações cardíacas 26
American Psychosomatic Society 36
amor
  expressão 122, 123
  necessidade de 116, 194
amplificação, símbolo 73, 79
análise/estudo de caso

aborto espontâneo 184-7
acne rosácea 166-70
artrite reumatóide 121-34
  de pesquisa *ver* pesquisa
  depressão/câncer 134-64
  doença inflamatória pélvica 177-181
  enfarto do miocárdio 111-21
  enxaqueca 181-4
  fecaloma 170-3
  síndrome de Raynaud 173-7
  ver também sonhos
anima/animus 115, 121, 142, 158, 163, 208
ansiedade 39, 85, 88, 89, 91, 198
apoio social 89-91, 104
  depressão 89-91
arquétipos 55, 59, 77, 163, 193
artrite reumatóide 91-6
  atitude conformista 92
  biofeedback 95
  comorbidade 64
  e comportamento obsessivo-compulsivo 92-4
  e estresse 94-6
  e eventos da infância 94
  e gênero 92, 96
  e interrupção da gravidez 95
  e padrão de trabalho 93

A PSIQUE DO CORPO 229

estudo de caso *ver abaixo*
intervenções 95-6
pesquisa 92-6
terapia cognitivo-comportamental
  95
terapia de *insight* analítico 95
artrite reumatóide: estudo de caso
  121-34
  análise 122-32
  aspectos redutivos 128
  associação livre 125-31
  auto-sacrifício 124, 126, 133
  complexos 124, 129, 131, 134
  conflitos 123-4
  defesas 123, 126, 128
  emocional, expressão/repressão
    123-5, 133
  estoicismo 126
  imaginação ativa 129-31
  individuação 133-4
  interpretações analíticas 125-6,
    127-8, 129-31
  mecanismo de compensação 128
  medo do abandono 123
  ódio 128
  raiva 129, 130
  relacionamentos/histórico fami-
    liar, 121-5
  rigidez 133
  simbolismo 133-4
  sonhos 124-31
  transferência 124
associação de palavras
  experimentos 51
  testes de 53
associação livre
  sandplay 166, 167, 168, 178, 179,
    190, 195, 199
  sonhos 70, 114-5, 119, 124, 126-7,
    129-31, 136-8 140-59
autoritarismo 86, 173, 177
Bíblia 22

biofeedback 95
bioquímica, mudanças psiquicamente
  induzidas 203
Campbell, Joseph 19, 44
câncer 96-109
  desesperança 108
  e estresse/eventos traumáticos
    100-1, 103
  e isolamento social/apoio 99, 104
  e personalidade 68, 97-9, 108
  e psicose 62
  espírito de luta 97
  interrupção circadiana 102
  luto 102-4, 108-9
  mecanismos de formação 105, 108
  prognósticos/mortalidade 104-5
  ver também câncer de mama,
    câncer de pulmão
câncer de mama 71, 97, 99, 102, 103
  e depressão 105-6, 107
  e estresse 104-5
  reincidência 102
  simbolismo 163
  ver também câncer
câncer de pulmão 62, 104
  ver também câncer
câncer: estudo de caso 134-64
  depressão 135, 137-8, 142, 159-61
  emocional, expressão/repressão
    140, 164
  luto 160
  ver também câncer
cansaço 34, 119
Carus, Karl Gustav 30
causalidade das doenças 15, 75
  emocional 15-6, 40-1
  orgânica 39, 62, 73, 79
  teoria quântica 46
ciência
  grega 23, 24-27
  modelo biomédico 31-4, 43, 44, 81
  reducionismo 31-4, 46, 47

230 DENISE GIMENEZ RAMOS

civilizações antigas
babilônica 23
caldéia 23
chinesa 23
egípcia 23
grega 23, 24-7
hindu 23
persa 23
turca 25
complacência somática 39
complexo
arquetípico 193
artrite reumatóide 124-9, 131, 134
ativação 36
câncer 137, 141-50
com tons emocionais 52, 54
definição 54
doença cardiovascular 116-117,
121
doença inflamatória pélvica 178
e fantasia 60
e imaginação 60
e mudanças psicofisiológicas 189
e sonhos 60
experimentos de associação 51-3
expressão orgânica 53-5, 60, 76,
191-193
expressão/repressão abstrata 60,
193
parental 136-141, 156-9, 189
psicose 54
secundário 52, 54, 76
síndrome de Raynaud 175-6
teoria 54-5
comportamento
competitivo 83, 113
conformista 92
cooperativo 98
e personalidade Tipo A 83-4, 87,
113, 193
e personalidade Tipo C 98, 139,
159, 193

impaciente *ver* urgente
inflexível 116
modificação de 87
obsessivo-compulsivo 93
ver também hostilidade
ver também personalidade, traços de
ver também terapia cognitivo-
comportamental
consciência
campo 74
coletiva 29, 44
corporal 55-6
individual 55-6
coração 26, 90, 91, 111, 115, 116, 117,
118, 119, 143, 192, 194, 198
corpo
como máquina 27, 28, 44
corpus glorificatus 65
corpus subtile 65
inconsciente somático 58, 66, 68
-interno 65
onírico 66, 67, 68
pneumático 65, 68
real 66, 67
-respiração 65, 66
simbólico 67, 68, 165-87, 193, 194
subjetivo 14, 67, 68
sutil 65, 66, 68
vivido 14
criatividade 196
expressão criativa 96
ver também imaginação ativa
culpa 39, 171, 181-4
cura
curador 21, 23, 24, 203
curar 68
pela fé 201
processo de 17, 25, 48, 198, 207
remissão de sintomas 201-2
ver também placebo, efeito
daimons 24
deintegração 20, 44, 48, 76

A PSIQUE DO CORPO   231

conceito 20
deintegrado 48, 55, 56, 196
depressão 34
  crônica 106-7
  e ansiedade 88-9
  e câncer 99
  e doença cardíaca 88-9
  e estresse 101-8
  e função imunológica 101
  e síndrome de Raynaud 173
  ver também luto
depressão/câncer: estudo de caso
    134-64
  animus 158
  arquétipos 151, 163-4
  associação livre 136-7, 138, 141,
    142, 143-4, 146, 147, 148, 149,
    154, 157, 158
  atitude de derrota resignada 159
  auto-sacrifício 139, 159
  complexos 137, 141-50
  depressão 135, 137-8, 142, 159-61
  desejo de morte 135, 137, 147, 149,
    159
  desenhos 150-6
  emoção, expressão/repressão 140,
    164
  estresse crônico 159
  imaginação ativa 144, 151
  individuação 164
  interpretações analíticas 137, 138,
    141-2, 143, 144, 146, 148, 149,
    154,157, 158
  mecanismo de compensação 192
  medicação 135
  observações clínicas 135-6
  raiva 140, 159, 163
  regressão 139
  relacionamentos/histórico familiar
    135-8, 147, 150, 155
  sentimento de abandono 137, 140,
    144, 149, 156, 159

simbolismo 150-6
sombra 139, 150, 153, 155, 161-2
sonhos 136-44
traços de personalidade 140, 159,
  193
transferência 149-51
Descartes, René 27-8
  dualismo 28
desejos
  negação 124, 194
desenhos 150-5
desenvolvimento individual 192
  ver também individuação, processo
  de
desesperança 108
determinismo 31, 46
  indeterminabilidade 45, 46
Deutsch, Felix 35-6
divisão cartesiana 14
doenças auto-imunes 92, 102, 199
  ver também função imunológica
doença inflamatória pélvica: estudo
  de caso 177-81
  complexos 178
  conflitos 178, 180
  imaginação ativa 180
  sandplay 178-9
  sexualidade 180
  sombra 180
  sonhos 181
doenças
  auto-imunes 92, 102, 99
  cardiovasculares 83-91
  ciclo natural 203
  como desequilíbrio 29-31
  conceito biomédico 31
  cura 165
  da alma 23, 25, 30
  de adaptação 38
  etiologia, busca da 32, 38
  expressão orgânica 61
  imagens de 73

232 DENISE GIMENEZ RAMOS

infecciosa 81
modelos 20-49
psicológicas 30
semiologia 33
somática 31, 41, 62
ver também causalidade das
doenças
doenças cardiovasculares 83-91
comparações culturais 86-7
e conflitos 84-5
e depressão/ansiedade 88-9
e gênero 86-7
e satisfação matrimonial 90
e traços de personalidade 83-9
estudo de caso *ver* infarto do
miocárdio: estudo de caso
fatores psicológicos 83
hostilidade/raiva 84-7
influência de atitudes 86
isolamento/apoio social 89-91
mecanismos de defesa 38, 87-9
mortalidade 88-90
dualismo 28, 37
Dunbar, Helen 35-6
ego
base psíquica 54-5
base somática 54-5
conceito 52
constelado 51
disfunção 191, 193
eixo ego-*Self* 62, 76-7, 79, 163, 191,
208
estrutura 53
integração 48, 77-9
representações simbólicas 77-9
ver também deintegração
elaboração simbólica 60
emoção/emocional: expressão
repressão
artrite reumatóide 123-5, 133
câncer 140, 164
complexos 60

conflitos 52
depressão 140, 164
doença cardiovascular 85-9
e saúde 39, 40, 81, 192, 193
fecaloma 171
função imunológica 101
mudanças fisiológicas 189
raiva 14, 26, 84-6, 89, 91, 97, 98,
129-30, 140-1, 146, 159, 163-4,
168-70, 182, 191-21
sistema nervoso parassimpático
78, 88
ver também expressão abstrata
emprego
efeito protetor na saúde 94
enxaqueca: estudo de caso 181-4
análise 181-2
culpa 181-4
defesas 182-4
simbolismo 183-4
Escala de Controle Emocional
Courtauld 99
Escala de Hostilidade Cook-Medley
(CMHS) 84
Escola Psicossomática de Chicago 40
Escola Psicossomática de Paris 41, 57
Esculápio, círculo de 26
esquizofrenia
comorbidade 63, 64
e artrite reumatóide 64
e incidência de câncer de pulmão
62-4
ver também psicose
estado pré-egóico 20
estilo de vida e saúde 81, 102, 112, 117
estoicismo 121, 126, 127
estresse
agudo 101
controle 95
crônico 101-2, 159
definição 38
e apoio social 89-92

A PSIQUE DO CORPO 233

e artrite reumatóide 94-6
e câncer 101-8
e depressão 159
e desequilíbrio hormonal 192
e doença 94-6, 190
e função imune 101-5
e osteoartrite 94
exame 101
mudanças fisiológicas 76
síndrome 38
eutimia 26
eventos traumáticos da infância 94,
107, 174, 180, 191
expressão abstrata
complexos 60, 194
conflitos 56-7, 78-9
símbolo 78-9
expressão orgânica (sintomas)
complexos 52-5, 58, 76, 192, 195
componentes psicológicos 30-1
conflitos 56-7, 60-1, 191, 195-6
inconsciente coletivo 56
significado simbólico 30-5, 57-60,
75-9, 111, 191, 196-7
simbolismo 120-1, 133-4, 150-7,
161-3, 167-70, 176-7, 183-4, 186-7
sintomas 30, 32-5, 58-61, 111-2,
191, 196-7
ver também doenças
fadiga crônica 34
ver também cansaço
fecaloma/constipação intestinal:
estudo de caso 170-3
agressão 171
emocional, expressão/repressão
171
relacionamentos familiares 172
simbolismo 172
fenômeno psique–corpo 17, 34, 49
65-8, 79, 197, 206-7
alucinatórios 33
cisão 60-1

dissociação 37
dualismo 28, 37
ruptura 28
símbolo 75
fenômenos psicossomáticos 34, 40,
62, 65-8
física quântica 46
Fordham, Michael, 20, 55, 61
French, Thomas 40
Freud, Sigmund 38-40
Fuller, Buckminster 51, 189
função imunológica 18
e comportamento obsessivo-
compulsivo 92-3
e depressão 105, 107
e estresse 101-5
e personalidade 76, 92
intercomunicação com sistema
nervoso, endócrino e imunológico 82
luto 102-4, 108
ver também doença auto-imune
função transcendente 59, 60, 69-72,
76-9, 191
Groddeck, Georg 68, 75, 111
harmonia 23, 24, 47, 59
Harvard University 85
hiperatividade
e artrite reumatóide 91-6, 134, 192
e doença cardiovascular 115-6
hipertensão 61, 113-20, 206
ver também doenças cardiovasculares
Hipócrates 26
histeria 39
mecanismo de conversão 34
Holism and evolution 45
holismo
abordagem holística 47-9
definição 45
tratamento 25-6
hostilidade
comportamento 14, 87, 91

234 DENISE GIMENEZ RAMOS

e apoio social 89-91
e câncer 97
e conflito interpessoal 84-7
e doença cardiovascular 14, 83-91,
113-6
e fecaloma/constipação 171
e gênero 86-7
escalas de medida 84, 99
expressão 86-8
inconsciente 82
mecanismos patológicos 90
projeção 85-6
traços de personalidade 83, 113
humor, estado de 18, 71, 84
imagem/imagens
algemas 129, 131, 191
arquetípica 55, 76, 141, 163-4
granada 117-21, 191, 192
marionetes 130, 191
sandplay 166, 167, 168, 178, 179,
190, 195, 199
ver também símbolo
imaginação ativa 71, 79, 190
aborto espontâneo 185-6
artrite reumatóide 129-31
depressão/câncer 144, 151
doença inflamatória pélvica 180
doenças cardiovasculares 116-9
síndrome de Raynaud 174-7
inconsciente coletivo 30, 48
e doença 56
hostilidade 87
símbolos 56-7, 79
inconsciente pessoal 53
individuação, processo de 78, 120,
160
e doença 195
infarto do miocárdio
estudo de caso *ver abaixo*
ver doenças cardiovasculares
infarto do miocárdio: estudo de caso
111-21

amor 114, 116
análise 113-7
anima 115, 121
ansiedade 118
associação livre 115, 119
comportamento competitivo 113-4,
119
expressão emocional 115-6
hiperatividade 114
hipertensão 113-20
imaginação ativa 118-9
individuação 119-21
inflexibilidade 115
insônia 114
interpretação analítica 115, 119
mecanismo de compensação 192
medicação/tratamento médico
112, 116
observações clínicas 113
relacionamentos/histórico familiar
113-6
simbolismo 120
sombra 119-21
sonhos 114-5, 119
instintos 37
dinamismo 76, 190
imagem 76-7
integração ego-*Self* 62, 76-9, 163, 191
ver também deintegração
ver também individuação
Johns Hopkins Medical School 98
Jung, Carl Gustav 5, 13, 20-1, 30, 35,
36, 49
corpo—mente e símbolo 65-9
separação de Freud 40
sobre complexos 51-2
sobre Nietzsche 66
testes de associação de palavras 51,
75, 100
trabalho experimental 51-5
ver também modelo analítico,
psicologia

Koffka, Kurt 37
Kohler, Wolfgang 37
Laszlo, Erwin 19, 46, 196
luto 15, 82, 102-4, 108-9, 160
Marty, Piere 41-2
mecanismo
  de compensação 73-7, 96, 192
  de defesa 123, 165, 181, 182, 184, 194
  patológico 165
medicação/tratamento médico 195, 203
  artrite reumatóide 95-6
  depressão/câncer: estudo de caso · 135
  doença cardiovascular: estudo de caso 112, 116
  neurose 79
  psicose 63, 79
  ver também cura
medicina
  ligação com a psicologia 14-15
  moderna 26
  romântica 29-31
  unilateralidade 15
medidas pneumográficas 52-3
medo 59, 51, 115, 117, 118, 119, 122, 124, 137, 138, 141, 149, 151, 157, 178, 183
  de abandono 58, 123, 139, 171, 173, 174
  de altura 131
  de morrer 134, 148
  do desconhecido 40
método/metodologia
  clássico 17, 75
  determinista 17, 75
  holístico 45
  mecanicista 17, 75
  redutivista 14, 38, 41, 75
mitos 16, 19-20, 23-4 34, 43, 44, 79, 194, 204

cosmogônicos 23
de criação 21-2
Shiva 116
ver também arquétipos
modelo
  biomédico 31-4, 44
  cartesiano 14, 26-9, 37-40
  grego antigo 24-6
  holístico 45-9 *ver também* holismo
  primitivo 20-4
  romântico 29-32, 44 *ver também* medicina romântica
modelo analítico, psicologia analítica 51-74
  complexos 54-5, 194
  experimentos 51-4
  formação do símbolo 55-8
  função transcendente 69-72
  mecanismos de compensação 73-4
  processo simbólico 58-65
  remissão de sintomas 79, 194
  símbolo como terceiro 65-9
  sincronicidade 72
  ver também Jung, Carl Gustav
mortalidade 88, 90, 104, 105, 206
morte
  aceitação 40, 135
  desejo 15, 135, 137-8, 147, 151
  medos 134, 148, 191
neurociências 16
  neurobiologia 45
neurose 14, 33, 118, 120
  e complexos 54
  e conflitos 61
  estrutura 73
  sintoma 52-62
Nietzsche, Friedrich W. 66
noûs 24
oncologia
  ver câncer
Osler, William 31
osteoartrite

236 DENISE GIMENEZ RAMOS

e estresse 94
pajé 22-3
ver também xamã
palavra, valor noético da 25
parâmetros
fisiológicos 32
psicológicos 32
participação mística 21
patologia 14, 18, 30, 32, 60, 73, 191, 192, 193
Pavlov, Ivan 37
pensamento freudiano 39-40
ver também psicanálise
pensamento operatório 41, 57
ver também simbolizar, incapacidade de
persona 87, 113, 115, 137, 163, 168, 208
personalidade
escalas 84, 99
mórbida 52
traços de, Tipo A 68, 83-4, 87, 90-1, 98, 113, 118, 193
traços de, Tipo C 68, 98, 139, 159, 193
pesquisa
artrite reumatóide 91-5
câncer 96-7
efeito biomolecular 82
eventos traumáticos 100
experimental 31
falta de base teórica 81
intercomunicação sistemas nervoso, endócrino e imunológico 82
nível celular 82
parto 82
placebo, efeito 82
resposta de relaxamento 82
sistema nervoso 16, 53, 88
tipologia 81-3
placebo 25, 69, 82, 109, 201-7

alívio da dor 202
como símbolo 109, 207
e doenças 205-6
e traços de personalidade 204-5
efeito 82, 201, 203, 204, 205, 206
efeitos negativos 204
eficácia/resposta 202, 204-5
estudos 82, 202-5
fator de cura 205
mecanismos 204-5
nocebo 204
usos 206
Platão 24-5, 81
pluralismo 45-9
pressa 108, 117
ver também urgência
pressão sangüínea
ver hipertensão
psicanálise 40-3
ver também pensamento freudiano
psicocardiologia 16
ver também doenças cardiovasculares
psicodrama 23
psicofisiologia
estudos 36
experimentos 37
ver também expressão orgânica
psicologia da Gestalt 37, 40
psicologia experimental 37
psiconcologia 16
ver também câncer
psiconeuroendocrinologia 16
psiconeuroimunologia 16
ver também função imunológica
psicose 41, 51, 52, 54, 57, 79
psicóticos, pacientes 62
psicossomática 14-6
conceito de 34-44
origem da palavra 30, 35
ver também fenômenos psicossomáticos
ver também medicina

ver também somatização
psicoterapia 18, 25, 36, 151, 170, 177, 206
  abordagem organicista 37
  e funcionamento fisiológico 95
psiquiatria 30, 37, 52
Psychosomatic Medicine 36
racionalismo 23, 29
  Descartes, René 27-8
  Hipócrates 26
raiva 14, 26, 84-6, 89, 91, 97, 98, 129
  30, 140-1, 146, 159, 163-4, 168
  70, 182, 191-2
  ver também hostilidade
reação de luta e fuga 101, 117
reducionismo 31-2, 47
  crítica moderna 46
  ver também modelo biomédico
rejeição 134, 145, 158, 172, 187
  ver também abandono
relação mente–corpo 28, 34, 37, 45
  dicotomia *ver* dualismo
  dissociação *ver* deintegração
  e símbolo 65-8, 75
  interdependência 45
  mediação materna 59-61
  ver também holismo
relação psique–corpo 53, 81, 109
relações afetivas
  divórcio 90, 103
  histórico familiar 59
  mãe–bebê 59
  risco de câncer 96-108
  solidão 123, 133, 138, 139
relativismo 45-9
relaxamento 42, 53, 82, 95, 205
religião 27, 29, 30, 79
resiliência 18
respiração
  exercícios 87
  medidas 53
rituais 22

satisfação matrimonial e doença
  cardiovascular 90
saúde 13, 16-9, 21, 23, 25, 29, 43-5, 47,
  49, 73-4, 77, 79, 81, 88, 91-4, 99,
  100, 171, 195-6, 202
Schelling, Friedrich 30
Self 66, 68, 73, 128, 134, 170, 196, 208
  corpóreo 55-6
  símbolos do 56-7
Selye, Hans 37-8
sexualidade 67, 180
significado da doença
  ver simbolismo
simbolismo
  aborto espontâneo 186-7
  acne rosácea 167-70
  artrite reumatóide 133-4
  constipação 172-3
  depressão/câncer 150-7, 161-3
  doença cardiovascular 120-1
  enxaqueca 183-4
  síndrome de Raynaud 176-7
  ver também expressão orgânica
simbolizar, incapacidade de 41, 59, 61
símbolo
  como informação 197
  coração 194
  e transdução de energia 69-71
  formação 55-8
  função transcendente 69-72
  poder de cura 197
  pré-verbal 58, 77
  processo simbólico 58-64
sincronicidade 72, 194
síndrome de Raynaud: estudo de caso
  173-7
  complexos 175-7
  depressão 174-5
  dor nas costas 173-7
  imaginação ativa 173-7
  raiva 174-5
  simbolismo 177

sombra 176-7
sintoma
alternância entre 64
como símbolo 30, 33, 56-7, 67
orgânico/somático 61, 78-9, 119-20,
184
Smuts, Jean Christian 45
Sócrates 25
somatização 34, 61, 73, 74, 192
ver também expressão orgânica
ver também psicossomática
sombra 192, 208
depressão/câncer 137, 145-6, 148-9,
154, 157-8, 162-3
doença cardiovascular 119-21
doença inflamatória pélvica 178
fecaloma 173
síndrome de Raynaud 176-7
sonhos
análises 23, 114-5, 124-7, 136-44,
180
associações 70, 114-5, 119, 124,
126-7, 129-31, 136-8 140-59
interpretação 111-21, 121-34, 134
64, 166-70, 170-3, 173-7, 177
181, 181-4, 184-7
lúcidos 70
preditores de doenças 71
sugestão 23, 207

taquicardia 61
ver também doenças
cardiovasculares
teoria quântica 45-6
teorias psicológicas 15-7
terapia
breve 165
cognitivo-comportamental 95
de *insight* analítico 95
trabalho doméstico 92-3
ver também artrite reumatóide
transdução
teoria 69-72
transdutor 69, 75
ver também mecanismos de
compensação
transe 23
transferência 124, 149-51, 202-3
trauma 39, 112, 138, 199
eventos traumáticos 101-3
ver também pesquisas
unidade 20, 21, 24, 30, 35, 45, 65
unio mentalis 66
universalismo 31-3
urgência 83-4, 113
Wertheimer, Max 37
xamã 21-3
ver também pajé

DENISE GIMENEZ RAMOS é psicóloga clínica, ganhadora da bolsa Fullbright, mestre em Psicologia Clínica pela New School University (Nova York) e doutora em Psicologia Clínica pela Pontifícia Universidade Católica de São Paulo.

É membro das seguintes sociedades: Sociedade Brasileira de Psicologia Analítica, Academia Paulista de Psicologia (cadeira número 27) e International Association for Analytical Psychology.

É também professora titular da Pontifícia Universidade Católica de São Paulo e autora de vários artigos, pesquisas e livros sobre o fenômeno psique–corpo.

www.gruposummus.com.br

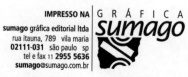

IMPRESSO NA GRÁFICA
sumago gráfica editorial ltda
rua itauna, 789 vila maria
02111-031 são paulo sp
tel e fax 11 **2955 5636**
sumago@sumago.com.br